边读书，边临证

经方源流临证探微

赖海标◎编著

中国中医药出版社

·北 京·

图书在版编目（CIP）数据

经方源流临证探微 / 赖海标编著. —北京：中国中医药出版社，2020.9（2020.11重印）

ISBN 978-7-5132-6322-1

Ⅰ.①经…　Ⅱ.①赖…　①经方—研究　Ⅳ.① R289.2

中国版本图书馆 CIP 数据核字（2020）第 132913 号

中国中医药出版社出版

北京经济技术开发区科创十三街 31 号院二区 8 号楼

邮政编码　100176

传真　010-64405750

廊坊市祥丰印刷有限公司印刷

各地新华书店经销

开本 880×1230　1/32　印张 9.25　字数 214 千字

2020 年 9 月第 1 版　2020 年 11 月第 2 次印刷

书号　ISBN 978 – 7 – 5132 –6322–1

定价　49.00 元

网址　www.cptcm.com

社长热线　010–64405720

购书热线　010–89535836

维权打假　010–64405753

微信服务号　zgzyycbs

微商城网址　https://kdt.im/LIdUGr

官方微博　http://e.weibo.com/cptcm

天猫旗舰店网址　https://zgzyycbs.tmall.com

如有印装质量问题请与本社出版部联系（010-64405510）

版权专有　侵权必究

作者简介

赖海标，男，广州中医药大学附属中山医院党委副书记兼纪委书记，主任医师，教授，硕士研究生导师，国家临床重点专科（肾病科）学科带头人。中国中西医结合学会泌尿外科专业委员会感染与炎症组副组长，广东省中西医结合学会泌尿外科专业委员会副主任委员，广东省中医药学会外科专业委员会副主任委员，广东省第三批名中医师承项目指导老师，中山市中医药学会副会长。曾荣获广东省基层优秀中医工作者、全国中医医院医疗业务管理优秀工作者、中山市十杰市民、中山市优秀专家和拔尖人才等称号。

前言

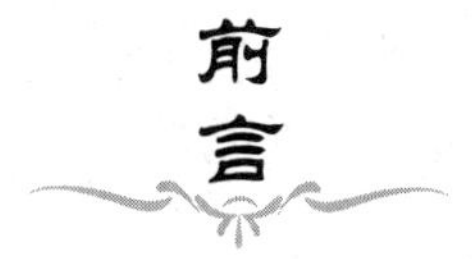

《四库全书总目提要》有“儒之门户分于宋，医之门户分于金元”的论述，常被用来描述儒学发展对医学流派形成的重要影响，说明中医学流派理论的形成是深受中华文化发展影响的。中国地广人多，中医源远流长，因此，时至今日，中医学流派众多，“经方派”与“时方派”即是其中之二。

1.经方的源流

“经方”一词，最早见于《汉书·艺文志·方技略》：“经方十一家，二百七十四卷。经方者，本草石之寒温，量疾病之浅深，假药味之滋，因气感之宜，辨五苦六辛，致水火之齐，以通闭结，反之于平。”《汉书》所记载的经方十一家，包括《五藏六府痹十二病方》三十卷、《五藏六府疝十六病方》四十卷、《五藏六府瘅十二病方》四十卷、《风寒热十六病方》二十六卷、《泰始黄帝扁鹊俞拊方》二十三卷、《五藏伤中十一病方》三十一卷、《客疾五藏狂颠病方》十七卷、《金疮疭瘛方》三十卷、《妇女婴儿方》十九卷、《汤液经法》三十二卷、《神农黄帝食禁》七卷，原书均已失传。《汤液经法》可能在梁朝时还可见到，因此陶弘景自谓曾阅《汤液经法》，并从中摘抄部分方剂，写成《辅行诀脏腑用药法要》一卷，现尚可见到。

经方，现多专指《伤寒论》《金匮要略》中的方剂，即张仲景之方。《金匮心典·徐序》:“惟仲景则独祖经方，而集其大成，惟此两书，真所谓经方之祖。”通常所说经方，多出于此指。

汉末张仲景所著《伤寒杂病论》(后世分为《伤寒论》及《金匮要略》二书)，其中，《伤寒论》载方113首，《金匮要略》载方205首，除去重复的38方，共计280方。《伤寒论》载药90味，《金匮要略》载药192味，除去重复的76味，共计206味。经方是“医方之祖”，后世中医学家称《伤寒杂病论》为“活人之书”“方书之祖”，赞誉张仲景为“医圣”。唐宋以后，古今中外的医家常以经方作为母方，依辨证论治的原则而化裁出一系列的新方，即为时方。

2. 遵经复古论

西晋名家皇甫谧说“仲景垂妙于定方”，尊崇仲景之方，言仲景方足以为后世效法。唐·孙思邈《千金要方》对仲景之方深抱敬仰，说“伤寒热病，自古有之……至于仲景，特有神功”，“行之以来，未有不效”，又指出“处方用药，皆需临事制宜”。

自明朝张仲景被奉为医圣，捧上神坛之后，部分复古保守派医家以卫道者自居，掀起了一股尊经方、贬时方之风。如清朝伤寒大家徐灵胎:“昔者圣人之制方也……其思远，其义精，味不过三四，而其用变化无穷，圣人之智，真与天地同体，非人心思所及也。”他认为“仲景《伤寒论》中诸方，字字金科玉律，不可增减一字”，“言必本于圣经，法必遵乎古法”，这种吹捧就有点过了。

清朝名家陈修园首提以“经方”为仲景方，“时方”为后世方。他的观点更左，比如在《景岳新方贬》中说“左归丸即厨子所造八仙菜”，说张景岳是“厨中好手，医中坏手”。清朝黄元御自视甚高，竟谓仲景之后除孙思邈外，“并无一线可通者”。

如果师法而不泥古，尚为可取，但一切以仲景为上，后人为下，医圣之论之方为金科玉律，是真理的天花板，不可逾越，那就不符合唯物辩证法了。

3. 古方不能治今病论

宋元以后，儒学有程朱理学与陆王心学之分，医学思想亦随之活跃，不少医家结合时代变迁及时行疾病谱的变化特点，不断提出新的医学理论和治疗方剂，如温病学派的始祖、寒凉派刘河间说：“余自制双解、通圣辛凉之剂，不遵仲景法桂枝麻黄发表之药，非余自炫，理在其中矣，故此一时，彼一时。奈五运六气有所更，世态居民有所变，天以常火，人以常动，动则属阳，静则属阴，内外皆扰，故不可峻用辛温大热之剂。”他认为，表热者当用辛凉甘寒以解表泻热，若用麻桂不啻火上添油。金代易水学派创始人张元素尝谓：“运气不齐，古今异轨，古方今病，不相能也。”朱丹溪在《格致余论》曾引其老师罗知悌的话说“用古方治今病，正如拆旧屋凑新屋，其材木非一，不经匠氏之手，其可用乎”，意在告诫后人不要死搬古方而不知变通。古方能否治今病，关键看方证是否相应。

4. 经方时方兼融论

许叔微是宋代杰出的医学家，被后世尊称经方派创始人之一，曾任集贤院学士，人称许学士。许叔微精于伤寒之学，但他师法而不泥古，懂得灵活变通，他说“予读仲景书，用仲景法，然未尝守仲景之方，乃为得仲景之心”。

后世许多著名医家，对于方之古近，大都没有偏见，既采用仲景及前人方，也自制不少新方，临证辨证施治，根据具体病症灵活处理，诚为可取。如明朝医学大家张介宾在《景岳全书》既有“古方八阵”，肯定经方古方之精者；又创“新方八阵”，根据经方化裁出不少经得起考验的新方，如金水六君煎、玉女煎等。清初三大名医之一的张璐在《医通》中以仲景方为“祖方”，同时又大量选用后世方，兼收并蓄，唯好方是用。后世常有伤寒、温病之争，但温病学派的诸名家却非常尊崇仲景方。如吴又可《温疫论》全书44方中有仲景方19首；叶天士《临证指南医案》中用仲景方60余首；吴鞠通《温病条辨》书中共录193方，其中用仲景方40余首；王士雄《温热经纬》113方中载仲景方52首。

此外，俞根初《通俗伤寒论》、吴坤安《伤寒指掌》兼熔伤寒、温病于一炉。何秀山为清朝绍派伤寒名家，为著名医家何廉臣祖父，著有《重订通俗伤寒论》一书。他主张“博采众法，不执古人之成法”；何廉臣在《通俗伤寒论·后序》引俞根初语云“读书与治病，时合时离。古法与今方，有因有革。善读书斯善治病，非读死书之谓也；用古法须用今方，非执板方之谓也”，“古方不能尽后人之病，后人不得尽泥古人之法”。

仲景在《伤寒杂病论》序中说“勤求古训，博采众方”，因此可以推测，理法明晰、结构严谨、疗效卓著的280首经方中，除他自己在临床实践中总结得来的有效方之外，也应该包括前人的经验方在内。仲景在继承前人经验的基础上，不断创新，发扬变革，创立六经辨证，“观其脉证，知犯何逆，随证治之”，首创中医学辨证论治的先河，推动中医学不断向前发展。

本书大部分内容曾在“赖海标经方医学微信公众号”中发

表，得到不少读者的大力支持和鼓励。本书在编写过程中曾得到同事阚丽娜、梅全喜等同道的大力支持和帮助，在此表示衷心感谢！在编写过程中参考和引用了部分专著、杂志及网络的文献资料，在此向原作者表示衷心感谢！

由于本人的能力和水平有限，书中错漏之处在所难免，恳请广大同仁和读者提出宝贵意见，以便改正，谢谢！

赖海标

2020年5月

目 录

第六部分　经方源流传承发展……………………247

第一部分

经方源流文化探微

中医之美，时空之美

早在1913年，毛泽东在《讲堂录》笔记中写道："医道中西，各有所长。中言气脉，西言实验。然言气脉者，理太微妙，常人难识，故常失之虚。言实验者，求专质而气则离矣，故常失其本，则二者又各有所偏矣。"这是迄今为止所发现的毛泽东对中西医学方面的最早论述。1958年，毛泽东在对卫生部党组《关于西医学中医离职学习班的总结报告》批示中指出："中国医药学是一个伟大的宝库，应当努力发掘，加以提高。"2015年3月25日，习近平指出："中医药学凝聚着深邃的哲学智慧和中华民族几千年的健康养生理念及其实践经验，是中国古代科学的瑰宝，也是打开中华文明宝库的钥匙。"随着《中医药法》等系列法律法规文件的颁布实施，中医药发展已上升为国家战略。

中医的哲学之美

面对复杂的世界，西医极力寻找其终极构成，表现出精深之美。面对纷繁的世界，中医注重在复杂中找出规律，呈现出简约之美。

中医学理论的产生从哲学层面分析，一是源于"二分法"。"太极生两仪，两仪生四象，四象生八卦"，从而有中医学的"阴阳学说"，认为凡是亢进的、兴奋的、上升的、温热的、无形的皆属阳；凡是衰退的、抑制的、下降的、寒冷的、有形的皆属阴。世界的组成是由“阴阳”两要素构成的。

二是源于“三分法”。“道生一,一生二,二生三,三生万物。”医圣张仲景在《伤寒论》148条中首先提出“半表半里”的病位概念，从而引发中医辨证的革命性变化，即中医八纲的病位由“表、里”变为“表、里与半表半里”，中医辨证从此更准确、更科学。

中医的中和之美

中医，一般指以中国汉族劳动人民创造的传统医学为主的医学，也称汉医。我认为中医的本质是“致中和”，为中和之医,《中庸》说：“喜怒哀乐之未发，谓之中；发而皆中节，谓之和。中也者，天下之大本也；和也者，天下之达道也。致中和，天地位焉，万物育焉。”中医追求的是“阴平阳秘，精神乃治”。中医既重治病，更重治人，非常注重人文关怀，不但治人的“病”，更重视医治病的“人”。

《黄帝内经》说：“当其位则正，非其位则邪。”即正邪不是绝对的，可能相互转化，要重视因人、因时、因地看问题，方不失偏颇，即后世归纳的“三因辨证”。

中医的人文之美

“上医医国，中医医人，下医医病”“上工治未病，中工治欲病，下工治已病”。《黄帝内经素问》第一篇《上古天真论》指出：“上古之人，其知道者，法于阴阳，和于术数，食饮有节，起居有常，不妄作劳，故能形与神俱，而尽终其天年，度百岁乃去。”“大医精诚、仁心仁术。”以上这些中医理论无不体现中医学注重天人合一，人与自然和谐统一，重视预防，注重养心，强调医德，敬重生命的医学观和世界观。

在中医史上，历代名家灿若辰星，可谓医德高尚，医术精湛，为万世垂范。如春秋时期的苍生大医秦越人（即扁鹊）；倡导辨证论治的医圣张仲景；中医儿科创始人、北宋的钱仲阳；一生看病从不收钱的宋朝许叔微；品德高雅、医术高超的脾胃派掌门李东垣；为提高医术救治百姓，名满天下后仍匿名拜师，一生共拜师17人的温病学派代表人物叶天士等，不胜枚举。

中医非常重视天人合一，天人相应。《尚书》云："木曰曲直，火曰炎上，金曰从革，水曰润下，土爰稼穑。"如果将人与四季、五行相对应的话，可谓幼年如春如木主生，青年如夏如火主长，中年如秋如金主收，老年如冬如水主藏。

中医的传说之美

中医学源远流长，传说极多极广。如神农尝百草、伊尹创汤药，又如思邈伏虎、杏林春暖、苏耽橘井，还如扁鹊见蔡桓公、华佗刮骨疗关公等，为后世留下不少传说趣闻，启迪后世，美化人间。

中医的理论之美

中医理论和谐对称，首尾贯通，内容丰富，结构简练。其大无外，其小无内，横不到边，深不见底，内涵丰厚，意蕴深远，如环无端。清朝名医陈修园后人、民国伤寒名家陈逊斋指出："太阳少阴皆为表，太阳之表为发热恶寒，少阴之表为无热恶寒。阳明太阴皆为里，阳明之里为胃实，太阴之里为自利。少阳厥阴皆为半表半里，少阳之半表半里为寒热往来，厥阴之半表半里为厥热进退。”（《重订通俗伤寒论·六经病理》）可谓一语道破六经与八纲的关系，为后世正确理解六经辨证注入了一股新鲜空气，受到胡希恕、冯世纶等当代伤寒名家的高度赞誉。又如《伤寒论》关于六经病的描述，极富内涵和美感：

太阳病：发热恶寒；

少阳病：往来寒热；

阳明病：但热不寒；

太阴病：不渴；

少阴病：而渴；

厥阴病：消渴。

中医的语言之美

中医语言深受中国古典文学熏染，言而有文，神韵盎然。在论医析理之际，不忘给人以美的感受。中医语言有着诗的韵律、诗的形象、诗的凝练。如乾隆御医黄元御《四圣心源》所写：“枢轴运动，清气左旋，升而化火，浊气右转，降而化水。化火则热，化水则寒。方其半升，未成火也，名之曰木。木之气温，升而不已，积温成热，而化火矣。方其半降，未成水也，名之曰金。金之气凉，降而不已，积凉成寒，而化水矣。”以上是黄元御关于中医“圆运动”如诗如画般的记述，读来令人荡气回肠。

中药的药名之美

中药品种很多，不少中药名字极美，极富想象力，如欢爱之夜交藤、合欢花；宛如母子的益母草、茺蔚子；一派田园风光的牵牛子、车前草；人名药名相合的刘寄奴、徐长卿；药名动物相亲的牛膝、狗脊、马钱子、菟丝子；有如女子的丁香、佩兰；天地人三才并行的天冬、地黄、人参。明代名医张景岳有“药中四维”之谓：“夫人参、熟地、附子、大黄，实乃药中之四维……人参、熟地者，治世之良相也；附子、大黄者，乱世之良将也。”形象生动，读后令人难忘。

中药的药性之美

麻黄发汗，麻黄根止汗。同一植物，不同部位药性竟然截然相反。生姜和胃偏于止呕，干姜温脾偏于止泻。姜之一嫩一老，药性有上下之分。生姜只走不守，炮姜只守不走，干姜又走又守。生大黄通便，大黄炭止泻。同一种药，炮制不同，药性随之而变。

大黄的煎煮方法不同，疗效亦不同：

先下——大陷胸汤；

后下——小承气汤；

中下——大承气汤；

同煎——大柴胡汤；

不煎——大黄黄连泻心汤（麻沸汤渍之，即用开水浸泡）。

中药的诗词之美

王维的《九月九日忆山东兄弟》诗云：“独在异乡为异客，每逢佳节倍思亲。遥知兄弟登高处，遍插茱萸少一人。”不知让多少佳节异客感慨万千。杜甫的《九日寓蓝田崔氏庄》也对茱萸情有独钟：“明年此会知谁健，醉把茱萸仔细看。”以致后世对诗中的“茱萸”究竟是吴茱萸还是山茱萸争论不休，成为中医药人的趣谈。

方证的物象之美

如专治肾虚便秘的“济川煎”这个方名，形容该方补虚通便之功用，犹如资助河川以行舟车之意。治表虚自汗的“玉屏风散”，即是根据其功用有似屏障，而又珍贵如玉之意。“泰山磐石散”是专治堕胎、滑胎的方剂，即是取它具有益气健脾、养血安胎之功用，犹如泰山磐石般稳固之意。再看专治瘀血停滞引起诸痛的“失笑散”，因其活血祛瘀、散结止痛，使病者在不知不觉中诸症悉除，不觉欣然失笑，故有其名。诸如此类，不胜枚举。用自然界中的万千物象来命名方剂，可得形象生动之妙趣，令人萌生“天人合一”的遥想。

方证的对偶之美

《伤寒论》中对方剂的命名不少对偶工整，大有深意。如大小柴胡汤，大小半夏汤，大小青龙汤，大小陷胸汤，大小建中汤，大小承气汤等。

也有受道家影响的痕迹，如圣人居中的理中汤，左青龙的青龙汤，右白虎的白虎汤，南朱雀的朱鸟汤（黄连阿胶汤），北玄武的玄武汤（真武汤）。

此外，治血脉瘀实的桃红四物汤，治血脉空虚的炙甘草汤（又名复脉汤），治血脉又虚又实的补阳还五汤等，极其对偶工整，说中医学是一门美学也不过分。

方证的内涵之美

北宋儿科圣手钱乙的《小儿药证直诀》载方“六味地黄丸”后世使用极为频繁，其药性“三补三泻”的立方之意亦为后世推崇：

熟地色黑入肾，滋阴填精，重在益肾阴；

萸肉色红入心，味酸补肝，重在益肝阴；

山药色白入肺，味甘补脾，重在益脾阴；

泽泻利肾浊，并防熟地之滋腻；

丹皮泄肝火，并制萸肉之温涩；

茯苓渗脾湿，并助山药之健运。

六味合用，堪称精妙。

又如“黄连解毒汤”，方中君以黄连清中焦胃火，臣以黄芩解上焦肺火，佐以黄柏泻下焦肾火，使以栀子通泻三焦，导热下行，使火热从下而去。

方证的变化之美

小青龙汤、小柴胡汤，俱是两解表里之剂，小青龙重在里证，小柴胡重在表证。大青龙汤、大柴胡汤，俱是两解表里之剂，大青龙重在表证，大柴胡重在里证。

小青龙重在半里之水，小柴胡重在半表之热。小青龙治表寒里饮之水，故重在温阳利饮；小柴胡治少阳枢机不利之热，故重在和解少阳。

小青龙之水，动而不居。五苓散之水，留而不行。十枣汤之水，纵横不羁。大陷胸之水，痞硬坚满。真武汤之水，四肢沉重。猪苓汤治疗小便不利之“热水”，真武汤治疗小便不利之“寒水”，五苓散治疗小便不利之“不寒不热之水”。小小方剂中竟有如此之乾坤，令人沉醉。

中医的包容之美

早在春秋战国时代，中医就强调兼收并蓄不同地域的治疗方法，根据病情需要，合理选用治疗方案。这就是我们常说的

“杂合以治”的思想渊源所在。

张仲景“勤求古训，博采众方”，创立“六经辨证”体系。“六经辨证”体系的创立，体现了包容精神在中医药核心理论体系创新发展中所起到的重要作用。

外来药物的输入，给中医临床用药带来了更多的选择，体现了中医学的包容精神。从《神农本草经》开始，历代的本草学著作中均有新增的外来药物记载，如乳香、没药、苏合香、西洋参、胖大海、胡荽、石榴、肉豆蔻、犀角、玳瑁，等等，品种繁多，应用广泛。

中医药学是我国具有原创优势的学科。在中西医并存的当下，需要我们发扬中医药文化中的包容精神，赋予其新的时代内涵，放下门户之见，积极学习现代医学知识，运用现代科学手段和方法研究中医药，推动中医药事业的发展，更好地为群众服务。

什么是美？我认为恰到好处便是美。中医之美，不因时间而褪色，不因空间而阻隔。中医之美，美在过去，也美在未来，更美在当下。

新用方如用兵论

南北朝名医陶弘景曾说："惟张仲景一部，最为众方之祖。"《伤寒论》和《金匮要略》除重复的药方外，两书共载药方269个，使用药物214味，基本概括了临床各科的常用方剂。仲景之方被后世称为经方。

经伤寒和温病两大中医门派掌门人张仲景和吴鞠通联合推荐，另有柯琴、徐彬等江湖大咖极力推举，桂枝汤当之无愧成为群方之冠，获得万方首肯。桂枝汤"外证得之解肌调营卫，内证得之化气调阴阳"，高挂阴阳两面令旗，坐镇帅帐，左右分列气血营卫四员大将，运筹帷幄，扶正祛邪，力保机体平安康泰。

作为"前敌总指挥"的小柴胡汤，扼守半表半里之要塞，平调表里上下之枢机，使气血顺畅，水火既济。小柴胡汤有三个绝门功夫独步天下：表里双解，寒热同调，虚实共治。小柴胡汤，既得盟主桂枝汤之信任，亦深得众将兵之拥戴。前总兵强马壮，下辖有经方"新四军"和经方"八路军"，正气强盛，邪气望而却步。

经方"新四军"实力超群：

新一军：功在调气，代表方为四逆散。

四逆散善于理气疏滞，条达解郁，使三焦流畅，表里贯通，肝脾得于左升，肺胃得于右降。

新二军：功在调血，代表方为芎归胶艾汤，即四物汤加艾叶、阿胶。

芎归胶艾汤善于养血活血，使血脉充盈，阳气贯通，经络脏腑得养，四肢百骸可润。

新三军：功在调水，代表方为五苓散。

五苓散上可解表宣肺，提壶揭盖，开水之上源；中可培土健脾，运化水湿；下可温肾利水，渗饮于下，实为调节水液代谢不可多得的一员大将。

新四军：功在调经，代表方为温经汤。

温经汤有温经散寒、养血祛瘀之功效，能补冲任血海，灌溉胞宫，使天癸有序，月经有信，繁衍有望。

经方“八路军”名震天下

一路军：擅长汗法

麻黄汤、大青龙汤为伤寒表实证之代表方，发汗散寒解表，功力强劲，摧城拔寨，所向披靡。《素问·阴阳应象大论》说：“其在皮者，汗而发之。”表有湿者，用麻黄类方发汗利湿，宣肺利水，亦功效卓著。如《金匮要略·痉湿暍病脉证》有：“湿家身烦痛，可与麻黄加术汤发其汗为宜。”针对寒湿在表，可用麻黄加术汤或越婢加术汤微发其汗，以散在表之湿邪。

二路军：擅长吐法

病邪在上，通过呕吐以排除病邪。《素问·至真要大论》说“其高者，引而越之”，是吐法的理论依据。《金匮要略·腹满寒疝宿食病脉证》说：“宿食在上，当吐之，宜瓜蒂散。”这是病邪在上，因势利导的方法。但是吐法用之不当，易伤正气，故目前中医临床上使用吐法已经不多。

三路军：擅长下法

病邪结在里而偏中下之实证，宜用下法。《素问·至真要大论》说："其下者，引而竭之。中满者，泻之于内。"一般阳明腑实证，宜用寒下，大承气汤为代表方。如《金匮要略·腹满寒疝宿食病脉证》说："脉数而滑者，实也，此有宿食。下之愈，宜大承气汤。"亦有停痰留饮，瘀血内蓄等证，宜祛旧生新，如桃核承气汤、下瘀血汤、大黄䗪虫丸之类。

四路军：擅长和法

邪在半表半里或证属寒热错杂，宜用和法。和法包括和解与调和两种治法。邪在半表半里，既不能用汗法使邪从表解，也不能用吐下之法使邪从里解，只能用和法，使邪气消于无形。寒热错杂者临床常见，宜寒热同调，扶正祛邪共用。脾胃不和者，调和脾胃，表里同病者，双解表里，如柴胡类方，泻心汤类方等。

五路军：擅长温法

寒证宜用温法，"温"将军坐镇北方。《素问·至真要大论》说"寒者热之""治寒以热"，是温法之依据。《金匮要略·痰饮咳嗽病》篇说："病痰饮者，当以温药和之。"痰饮为阴邪，易耗阳气，如温阳运化，寒饮自除，故用苓桂术甘汤、金匮肾气丸之类。寒与虚常并见，故温法亦多合补法，如《金匮要略》的当归生姜羊肉汤即是。

六路军：擅长清法

清法多用于热证，"清"将军镇守南方。《素问·至真要大论》说"热者寒之""治热以寒"，为清法之理论依据。如《金匮要略·百合狐惑阴阳毒病证治》之百合地黄汤、百合知母汤；《伤寒论》阳明病篇治"阳明气分证"之白虎加人参汤，厥阴病篇治"热利下重"之白头翁汤均属清法。

七路军：擅长消法

消法多用于邪结在里而未尽实者。临床凡血瘀、停痰、积食、癥瘕、积聚等有形之邪结多可采用消法。《素问·至真要大论》说“坚者削之”“结者散之”，是消法的依据。《伤寒论》太阳病篇的抵当汤与抵当丸即是消法，用于治疗太阳蓄血证。《医宗金鉴》说：“非抵当汤，不足以逐血下瘀，乃至当不易之法。”郝万山教授认为抵当汤这张方子，是中医方剂中破血逐瘀力量最强的，共四味药。水蛭是水生动物中最善于吸血的，虻虫是会飞的动物中最善于吸血的，桃仁是树上结的果实种仁中最善于活血化瘀的，而大黄是本草植物中最善于破血逐瘀的。这四味药，有“海军”“空军”且选自不同的生态环境，所以说它集活血化瘀药之大成，可谓立体作战，四面包围，海陆空协同作战，威力自是非同一般。

八路军：擅长补法

虚证宜补，《素问·三部九候论》说：“虚则补之。”如黄芪建中汤、酸枣仁汤、肾气丸、炙甘草汤均属补剂。补法是对气血阴阳、脏腑虚损给予补益的方法，《素问·阴阳应象大论》说的“形不足，温之以气；精不足者，补之以味”即是。

香山石岐人家，山人山语，岐人岐话，权当趣闻，不足为信，以免贻笑大方。

将中医生活化

现代人们生活水平提高了，因此更注重养生，但有些人一说养生，就问吃什么补品，煲什么靓汤，其实这都是对中医养生的误解。2008年6月7日，中医养生经国务院批准列入第二批国家级非物质文化遗产名录。中医养生，就是以中医理论为指导，遵循阴阳五行生长化收藏之变化规律，对人体进行科学调养，保持生命健康活力，从而达到保养身体，减少疾病，增进健康，延年益寿的目的。养生方法很多，下面仅从中医的角度谈几点看法。

一个中心：阴阳平衡

阴阳运动是万事万物的运动规律。什么是阴阳呢？凡是向阳的、外向的、明亮的、上升的、温热的、运动的等，都属于阳。凡是背阳的、内守的、阴暗的、下降的、寒冷的、静止的等，都属于阴。阳主热，阴主寒；阳主动，阴应静。阳极则阴，阴极则阳；阳极则阴生，阴极则阳长。阴阳之间相互消长、互根互用、对立统一的关系，用在人体上则是阴平阳秘，精神乃治；阴阳离决，精气乃绝。在工作和生活中做到劳逸结合，饮食有节，心理平衡，有利于健康养生。

两大基点：固护阳气，养护津液

俗话说“人活一口气”，这口气就是阳气。《黄帝内经》说：“阳气者，若天与日，失其所，则折寿而不彰。”婴儿是纯阳之体，人从刚出生时的阳气100%，热情好动，到人死后的身体冰冷僵硬，阳气变为零。华佗说“阳者，生之本；阴者，死之基”，这里说的“阴”是指与阳气相对应的“阴寒”。

津液是人体中一切正常水液的总称，是构成人体和维持人体生命活动的基本物质。胃主受纳腐熟，“游溢精气”而吸收饮食水谷的精微部分，然后上输于脾，通过脾气的转输作用布散到全身。这就是“饮入于胃，游溢精气，上输于脾，脾气散精”的津液生成布散过程。所以，《素问·厥论》说：“脾主为胃行其津液者也。”若脾胃功能不足，就会影响津液的生成和输布，从而导致机体脏腑功能气化失常。

三条原则：未病先防，既病防变，愈后防复

中医治未病思想首见于《黄帝内经》，这种未雨绸缪、防微杜渐的预防思想对后世有着深远的影响，是中医学重要的理论基础，并逐步构成了“未病先防”“既病防变”和“愈后防复”的理论体系，形成了独具特色、丰富多样的技术方法。

“未病先防”是预防的最高境界。未病时注重增强体质，提高抗病能力，远离致病因素，尽量减少疾病的发生，是人类的共同追求。

“既病防变”包括三个方面的内容，按照治疗疾病的阶段先后依次为，“有病早治”（亚健康、亚临床调理），是防在疾病未加重之时；“先安未病之脏”（临床并发症），是防在疾病未演变之时；“病后止遗”（临床后遗症），是防在疾病治愈之时。

“愈后防复”也是“治未病”思想的重要一环，值得重视，特别是一些体质较弱的人士。

四项建议：防外邪，调情志，节饮食，适劳逸

防外邪：中医所说的外邪包括两方面，一是六淫，即不正常的风、寒、暑、湿、燥、火。二是疠气，即戾气、瘟疫，也就是传染病。

调情志：怒、喜、忧、思、悲、恐、惊为七情，太过会伤身。

节饮食：饮食损伤包括饮食不洁、饮食不节（无规律）、饮食偏嗜。

适劳逸：应力求做到劳逸结合，避免劳力过度，劳神过度，房劳过度或过分安逸。

五个目标：能吃，能排，能睡，能动，能适

能吃：胃主受纳腐熟，脾主运化升清，脾胃健则消化吸收功能好，人就能吃。

能排：六腑以通为用，六腑功能正常则糟粕废物就能有序排泄。

能睡：《内经》云：“阳入于阴则寐，阳出于阴则寤。”心肾相交，水火既济，阴平阳秘，精神乃治，人就能正常睡眠，保持旺盛的精力。

能动：“动则升阳，静则养阴。”生命在于运动。能运动，会运动，动静结合，是有利于人体健康的。

能适：“物竞天择，适者生存。”人生存于世上，既要适应自然环境，也要适应社会环境。《内经》说得好：“恬惔虚无，真气从之，精神内守，病安从来。”

学中医，用中医。自古中医多长寿，想健康？学中医吧。

史湘云论阴阳

史湘云，中国古典名著《红楼梦》中的人物，金陵十二钗之一，是贾母的内侄孙女，通称史大姑娘。史湘云是大观园女儿国中，灵性堪比林黛玉、薛宝钗之才，容貌兼融钗黛之美，但却没有黛玉的敏感多疑，也没有宝钗的心机深重，湘云心思单纯，“娶妻当娶史湘云”，可以说是众多读者公认的阳光少女。

据专家考证，《红楼梦》全书120回，提及中医药的有66回，从医学史、中药学、方剂学、临床学和养生学等多个维度进行考辨，涉及医药与健康的部分达5万多字，与医药有关的描写有291处，约占总篇幅的5%。其中绝大部分十分精准，完全符合中医药基础理论。在《红楼梦》第三十一回中，作者曹雪芹借史湘云与丫鬟翠缕的对话，生动地阐述了中医学阴阳学说的深刻内涵，读来令人神往。相关内容实录如下：

湘云说道：“天地间都赋阴阳二气所生，或正或邪，或奇或怪，千变万化，都是阴阳顺逆。多少一生出来，人罕见的就奇，究竟理还是一样。”翠缕道：“这么说起来，从古至今，开天辟地，都是阴阳了？”湘云笑道：“糊涂东西，越说越放屁。什么‘都是些阴阳’，难道还有个阴阳不成！‘阴’‘阳’两个字还只是一字，阳尽了就成阴，阴尽了就成阳，不是阴尽了又有个阳生出来，阳尽了又有个阴生出来。”翠缕道：“这糊涂死了我！什么是个阴阳，没影没形的。我只问姑娘，这阴阳是怎么个样儿？”湘云道：“阴阳可有什么样儿，不过是个气，器物赋了成形。比如天是阳，地就是阴，水是阴，火就是阳，日是阳，月就是阴。”翠缕听了，笑道：“是了，是了，我今儿可明白了。怪道人都管着日头叫‘太阳’呢，算命的管着月亮叫什么‘太阴星’，就是这个理了。”湘云笑道：“阿弥陀佛！刚刚的明白了。”翠缕道：“这些大东西有阴阳也罢了，难道那些蚊子，虼蚤，蠓虫儿，花儿，草儿，瓦片儿，砖头儿也有阴阳不成？”湘云道：“怎么有没阴阳的呢？比如那一个树叶儿还分阴阳呢，那边向上朝阳的便是阳，这边背阴覆下的便是阴。”翠缕听了，点头笑道：“原来这样，我可明白了。只是咱们这手里的扇子，怎么是阳，怎么是阴呢？”湘云道：“这边正面就是阳，那边反面就为阴。”翠缕又点头笑了，还要拿几件东西问，因想不起个什么来，猛低头就看见湘云宫绦上系的金麒麟，便提起来问道：“姑娘，这个难道也有阴阳？”湘云道：“走兽飞禽，雄为阳，雌为阴，牝为阴，牡为阳。怎么没有呢！”翠缕道：“这是公的，到底是母的呢？”湘云道：“这连我也不知道。”翠缕道：“这也罢了，怎么东西都有阴阳，咱们人倒没有阴阳呢？”湘云照脸啐了一口道“下流东西，好生走罢！越问越问出好的来了！”翠缕笑道：“这有什么不告诉我的呢？我也知道了，不用难我。”湘云笑道：“你知道什么？”翠缕道：“姑娘是阳，我就是阴。”说着，湘云拿手帕子握着嘴，呵呵的笑起来。翠缕道：“说是了，就笑的这样了。”湘云道：“很是，很是。”翠缕道：“人规矩主子为阳，奴才为阴。我连这个大道理也不懂得？”湘云笑道：“你很懂得。”

正说着，只见蔷薇架下，金晃晃的一件东西。湘云指着问道：“你看那是什么？”翠缕听了，忙赶去拾起来，看着笑道：“可分出阴阳来了！”说着，先拿湘云的麒麟瞧。湘云要把她拣的瞧瞧，翠缕只管不放手，笑道：“是件宝贝，姑娘瞧不得！这是从哪里来的？好奇怪！我从来在这里没见有人有这个。”湘云笑道："拿来我看。"翠缕将手一撒，笑道："请看。"湘云举目一看，却是文彩辉煌的一个金麒麟，比自己佩的又大，又有文彩。湘云伸手擎在掌上，心里不知怎么一动，似有所感。

以上是《红楼梦》三十一回史湘云与翠缕关于阴阳的对话，体现了阴阳学说的六大规律：

阴阳一体

"天地间都赋阴阳二气所生，或正或邪，或奇或怪，千变万化，都是阴阳顺逆。"阴阳是自然界的普遍规律，世间万事万物均具有阴阳两种属性。湘云说"什么'都是些阴阳'，难道还有个阴阳不成！'阴''阳'两个字还只是一字。"是指阴阳本为一体的，阴即是阳，阳就是阴。阴和阳不是两样东西，阴阳是一体的两面，即两种属性。

阴阳互根

《内经》云：孤阴不生，独阳不长。"比如那一个树叶儿还分阴阳呢，那边向上朝阳的便是阳，这边背阴覆下的便是阴。手里的扇子，正面就是阳，反面就为阴。走兽飞禽，雄为阳，雌为阴，牝为阴，牡为阳。"中医学有"阳根于阴，阴根于阳"和"无阳则阴无以生，无阴则阳无以化"等论点。意思是说，阳依附于阴，阴依附于阳，它们之间存在着相互滋生、相互依存的关系，即任何阳的一面或阴的一面，都不能离开另一面而单独存在。以自然界来说，外为阳、内为阴；上为阳，下为阴，白天为阳、黑夜为阴。如果没有上、外、白天，也就无法说明下、内、黑夜。二者是相互依存的，如果没有阴，也就谈不上有阳。

阴阳消长

"什么是个阴阳，没影没形的。我只问姑娘，这阴阳是怎么个样儿？”湘云道：“阴阳可有什么样儿，不过是个气，器物赋了成形。比如天是阳，地就是阴，水是阴，火就是阳，日是阳，月就是阴。”阴阳学说认为，“阳化气，阴成形”，物质属阴，功能属阳。阴阳此消彼长，阴多则阳少，阳多则阴少，阴阳不是一成不变的，而是始终处于一种动态平衡之中。如一根蜡炬，蜡炬为物质，属阴；蜡炬燃烧发出的光和热为功能，属阳。蜡发出的光和热越多，即阳越多，需要消耗掉的蜡炬也越多，蜡炬就会越来越短，即阴会越来越少。

阴阳转化

“阳尽了就成阴，阴尽了就成阳，不是阴尽了又有个阳生出来，阳尽了又有个阴生出来。”是指阴阳是可以相互转化的，阴极必阳，阳极必阴。如果说阴阳消长是一个量变的过程，那么阴阳转化就是一个质变过程。如春夏秋冬四季，春夏属阳，秋冬属阴。春夏是一年中温度逐渐升高的过程，夏至是一年中阳气最盛之时，也是阴气萌生之日，即所谓“夏至一阴生”；秋冬是一年中温度逐渐下降的过程，冬至是一年中阴气最盛之时，也是阳气始生之时，亦即“冬至一阳生”。春分和秋分是一年中阴阳平衡之时，夏至和冬至为一年中阴阳转换之日。

阴阳互补

阴阳具有互补性，既互相补充，又互相制约。翠缕道：“姑娘是阳，我就是阴。”湘云道：“很是，很是。”翠缕又道：“主子为阳，奴才为阴。我连这个大道理也不懂得？”湘云笑道：“你很懂得。”湘云与翠缕，主子与奴才，是一对阴阳关系，她们之间相互映衬，相互影响，和谐融洽，快乐自由，同是三大才女的贴身丫鬟，紫鹃和莺儿可能未曾受过这样的礼遇。

阴阳吸斥

“同性相斥，异性相吸”，是自然界的普遍规律，但相吸相斥的背后正是阴阳之理。第三十一回曹雪芹留了个未解的谜题：“因麒麟伏白首双星。”史湘云与贾宝玉一样，都有金麒麟，从回目“双星”的字样看,这很可能是对她未来婚姻生活的某种暗示，因此，著名红学家周汝昌先生提出了“宝湘重逢说”，即贾府败落后，宝玉流落街头，后来遇到了同样遭遇的湘云，二人最终结合在一起，相当于有了夫妻的名分。

按照周汝昌先生提出的“宝湘重逢说”，是否可以大胆推测，宝玉的一生先后跟黛玉、宝钗、湘云三个人有情愫关系，其中宝黛的木石情缘发生在宝玉结婚之前的青少年时期；宝玉宝钗的金玉良缘发生在宝玉大婚后离家出走前的时期；而宝玉与湘云的麒麟之缘则发生在宝玉离家出走后到真正出家前的这段时间里。上文写到湘云看到“文彩辉煌的一个金麒麟，比自己佩的又大，又有文彩。湘云伸手擎在掌上，心里不知怎么一动，似有所感”。湘云刚才还在与翠缕兴高采烈地讨论阴阳，一个阳光纯真的女孩，看到文彩辉煌的金麒麟，“心里不知怎么一动，似有所感”。不禁让读者猜测，或许是想到她与宝玉都有金麒麟，心潮起伏，心有所牵了。明暗、虚实、阴阳的写作手法，相互铺垫，相互影射，在书中比比皆是。跃然纸上为阳，浮想推测为阴。双星者，阴阳也。阴阳本是一体的，阴不离阳，阳不离阴，永不分离，谓之双星白首。愿景是好的，但“湘江水逝楚云飞”,红颜命薄，造化弄人，对于湘云来说，幸福却是短暂的、难及的，则是另话了。

第二部分

经方源流药证探微

以通为补话牛膝

牛膝，因其形状像牛之膝，又善治腰膝部疾病，故谓其名牛膝。牛膝首载于《神农本草经》，性平，味甘、苦、酸。牛膝有川牛膝、怀牛膝之分。川牛膝擅长活血化瘀，怀牛膝偏于补肝肾、强筋骨。李时珍曰："牛膝所主之病，大抵得酒则能补肝肾，生用则能去恶血。"自《本草衍义补遗》谓牛膝可"引血下行"以后，遂为后世所重视。《本草经疏》曰其"走而能补，性善下行"。尤其张锡纯的《医学衷中参西录》说："牛膝善引上部之血下行，为治脑充血证之好品。"以上内容为临床使用牛膝拓展了思路。

充分认识和理解牛膝功效，对临证大有裨益。现录近期笔者三则验案以析牛膝功用：

医案1.慢性尿路感染

患者女，42岁，反复尿频尿急尿涩痛半年，时有尿液混浊，腰酸胀无力，下腹胀闷隐痛，大便黏，纳可，口中和，无发热。舌红，苔黄白相间稍腻，脉滑数。尿常规有时白细胞增多。多次服抗生素治疗，症状时轻时重。诊为慢性尿路感染，中医辨证为湿热下注夹肾虚，予四妙丸加味：

怀牛膝30g，乳香3g，苍术10g，黄柏10g，生薏苡仁30g，炒杜仲12g，炒川断12g。5剂，水煎服，每日一剂，复煎，早晚各服1次。

按：尿路感染中医属淋证范畴，为临床常见病，特别是女性多见，慢性尿路感染使用抗生素常因耐药而失效。《诸病源候论》云："诸淋皆肾虚而膀胱热也。"本例反复尿频尿急尿涩痛半年，伴腰酸胀无力，证属本虚标实，肾气虚而下焦湿热，之前用八正散及茵陈五苓散等乏效。今用四妙散清利下焦湿热为主，重用怀牛膝通利血脉，引热引邪下行，少佐乳香行气散滞，加杜仲、川断补久病已虚之肝肾。

医案2.慢性前列腺炎

患者男，39岁，性生活后或性冲动时会阴及耻骨处胀闷不适反复1年，久坐后加重，运动后减轻，大便稍干结，小便正常。舌暗红，脉弦涩。彩超示：前列腺稍大有结石，前列腺液及尿常规检查无阳性发现。考虑为慢性前列腺炎，中医辨证为下焦瘀滞，治宜活血散瘀通络，予桂枝茯苓丸加牛膝大黄：

桂枝20g，茯苓20g，赤芍15g，焯桃仁15g，牡丹皮15g，怀牛膝30g，熟大黄10g。7剂，水煎服，每日一剂，复煎，早晚各服1次。

按：前列腺炎为成年男性常见病，处于性旺盛期的青中年更是多见，病因多为饮食不节、房事失制、久坐压迫会阴等原因，门诊所见前列腺炎多为慢性，缠绵难愈，反复发作。前列腺炎中医病机多表现为"湿、热、瘀、虚"。本例性生活后或性冲动时会阴及耻骨处胀闷不适反复1年，久坐后加重，重要表现为"瘀"即盆底会阴部位充血水肿，血脉瘀滞，气血不畅，性冲动时症状加重。大便干结为邪与热结。桂枝茯苓丸为《伤寒论》第一活血化瘀之方，善于活血化瘀散结，使血脉通利，气血畅通，驱邪外泄。加制大黄活血通腑，重用牛膝引血下行，通利血脉，利水消肿。

医案3.膀胱过度活动症

患者男，40岁，反复尿频尿急2年，每天小便15~20次，尿量少，不能憋尿，尿急时下腹及耻骨处拘急胀闷难受，排尿后或坐热水浴后症状减轻，工作时尿频减轻，清闲时尿频加重。自幼唇紫，余无明显不适。舌红苔薄，脉弦。腹诊：下腹肌肉有拘紧感。泌尿系彩超、尿常规及前列腺液培养未见异常，曾服托特罗定和索利那新疗效不佳，甚至出现排尿无力。西医诊为膀胱过度活动症（OAB），中医辨为下焦瘀滞，膀胱气化失司。治宜行气活血、散瘀利饮，方用五苓散加味：

猪苓10g，茯苓10g，泽泻10g，白术10g，桂枝10g，怀牛膝30g，白芍20g，赤芍15g，炙甘草5g。7剂，水煎服，每日一剂，复煎，早晚各服1次。

按：膀胱过度活动症临床常见，因膀胱顺应性差，膀胱内压高，主要表现为储尿期症状，少量的尿液即有尿急感，且难于憋尿，同时伴有下腹及耻骨处拘急胀闷难受，西药多用胆碱受体阻断剂如托特罗定和索利那新等解痉，减轻膀胱逼尿肌痉挛，但时效时不效，且容易造成排尿困难。中医辨为下焦瘀滞，血脉不畅，气血不通，影响膀胱的气化功能。经方五苓散可化气升清利水，用芍药甘草汤缓急止痛，可缓解膀胱痉挛；白芍缓急；赤芍活血以达“除血痹”之功能；重用牛膝，通利血脉，引血下行，瘀滞一去，气血自来，膀胱气化复常，排尿功能遂可渐复。此类病人部分合并睡眠障碍和抑郁状态，宜注重疏肝理气解郁，可合逍遥散或温胆汤化裁，并做好心理疏导。

牛膝除活血利水之外，还有补肝肾、强筋骨之功，临床应用甚广，甚而与杜仲、续断补肾填精之品等同。《本草正义》指出：“其所谓补中续绝、填骨髓、益精、利阴气诸说，皆壅滞既疏，正气自旺，万不可误认牛膝为填补之品。”由此看来，牛膝之补肝肾并非填精补髓，结合李时珍“得酒则能补肝肾”之语，知其补多为以通为补，通滞为主，补为次。牛膝之功，引血下行，通利血脉，活血祛瘀，实属其主要功能。

牛膝通滞而不伤正气，使用安全。适用于实证与虚实夹杂证，用牛膝引血下行，经脉通，恶血除，则阳气精血自至，脏腑肌肉腠理功能得以恢复。如合并肾虚，应伍用杜仲、川断等补肾填精之品。牛膝有引血、引热、引水下行之力，无寒热燥腻之弊，补消兼长，临床用途广泛，堪称下半身血脉的清道夫。

推陈致新话柴胡

《神农本草经》将柴胡列为上品，“气味苦平无毒，主心腹肠胃中结气，饮食积聚，寒热邪气，推陈致新。久服轻身、明目、益精”。

柴胡气味清新，可透表泄热，疏肝解郁，升举阳气，乃临床最常用药物之一。

柴胡可使气血流通，精气上行，浊阴下泄，使气机升降，浮沉有序，“陈”去“新”生，维持机体正常代谢。《神农本草经》共载365药，谓能“推陈致新”者，仅有柴胡与大黄二药，可谓祛邪二员大将，柴胡善清无形之邪，大黄擅除有形之邪，两药合力，保人体平安康健。

柴胡升肝气，主疏泄，小剂量时（5～6g）偏升举阳气，如补中益气汤之柴胡。中等剂量时（10～12g）偏疏肝理气，如四逆散之柴胡。大剂量时（24～48g）偏解表泄热，如小柴胡汤。只要有柴胡证，使用柴胡甚为安全，并不耗元气，亦不伤阴津，完全无“柴胡劫肝阴”之虑。但如无柴胡证而滥用柴胡，则可能酿日本小柴胡汤事件之忧。

黄煌教授将适合使用柴胡的证候称为柴胡证，此类患者称为“柴胡体质”，其特征如下：外观体形中等或偏瘦，面色微黯黄，或青黄色，缺乏光泽。肌肉比较坚紧，舌质不淡胖，舌苔正常或偏干，脉象多弦细。主诉以自觉症状为多，对气温变化的反应敏感，或时寒时热，情绪的波动较大，食欲易受情绪的影响，胸胁部时有气塞满闷感，或有触痛，四肢常冷。女性月经周期不规律，经前多见胸闷乳房胀痛结块，烦躁，腹痛腰酸，经血黯或有血块。临床辨证时参考黄煌教授的药证方证，每获良助。

《伤寒论》柴胡类方共有八条，分别是小柴胡汤、大柴胡汤、柴胡桂枝汤、柴胡加龙骨牡蛎汤、柴胡桂枝干姜汤、柴胡加芒硝汤、柴胡去半夏加瓜蒌汤及四逆散。柴胡有三种不同剂量，其中柴胡用8两的有大小柴胡汤、柴胡桂枝干姜汤和柴胡去半夏加瓜蒌汤，重在解“往来寒热和胸胁苦满”。柴胡用四两的有柴胡桂枝汤和四逆散，重在解“胸胁满痛”。柴胡用二两十六铢的有柴胡加芒硝汤，重在解“胸胁满而呕”。由此可见，仲景用柴胡，针对不同剂量柴胡所起的作用功效，有的放矢，辨证施药，值得后世学习借鉴。

临床上柴胡类方使用机会很多，疗效卓著。邪在半表半里的阳证，证见“往来寒热，胸胁苦满，默默不欲饮食，心烦喜呕”，甚或“有柴胡证，但见一证便是，不必悉具”，用小柴胡汤多有灵验。太阳病邪未解又传少阳，太阳少阳并病合病，出现“发热，微恶寒，支节烦疼，微呕，心下支结”，宜用柴胡桂枝汤。如出现“胸满烦惊，小便不利，谵语，一身尽重，不可转侧者”，常用柴胡加龙骨牡蛎汤治疗。

今贤陆鸿宾先生有柴胡越鞠丸方治气、血、痰、湿、食等郁结所致多种病证有良效，较之《丹溪心法》越鞠丸更切实用，可谓对柴胡升清降浊功用有切实理解。

大柴胡汤是笔者最常使用的经方之一，运用颇为顺手。大柴胡汤既能治疗咳喘胸满等上焦病，亦擅治胆囊炎、胆结石、脂肪肝和胃炎等中焦病，此方能护肝通便，解热镇痛，抗炎利胆，能疏泄肝胆胃肠郁滞之浊邪，亦即“心腹胃肠中结气及饮食积聚”。配合桂枝茯苓丸治疗前列腺炎，配合五苓散治疗小便不利等下焦病，亦每获良效。

柴胡类方之柴胡药对

中药药对是介于中药学和方剂学之间的一门学科。中药药对可分为药对配伍、药对成方和药对组拆三方面的内容。药对是中医临床常用的相对固定的两药味的配伍组合，是中药配伍应用中的基本形式。柴胡类方是指以小柴胡汤加减化裁而成的一系列方剂。《伤寒论》柴胡类方中柴胡药对共有7个，分别是：柴胡黄芩，柴胡白芍，柴胡桂枝，柴胡枳实，柴胡人参，柴胡牡蛎，柴胡大黄。了解柴胡药对的配伍和含义，对临证使用柴胡类方大有裨益，值得重视。

柴胡黄芩

《伤寒论》中用柴胡者7方，用黄芩者17方，有柴胡黄芩药对者6方，分别为小柴胡汤、大柴胡汤、柴胡桂枝汤、柴胡加龙骨牡蛎汤、小柴胡加芒硝汤、柴胡桂枝干姜汤。《神农本草经》将柴胡列为上品，“气味苦平，无毒，主心腹肠胃中结气，饮食积聚，寒热邪气，推陈致新。久服轻身、明目、益精”。黄芩为中品，能“主诸热，黄疸，肠澼泄痢，逐水，下血闭，恶疮，疽疮，火疡”。柴胡苦平，疏肝开郁，和解退热，升举阳气；黄芩苦寒，清热燥湿，泻火解毒，止血安胎。柴胡泻半表半里之外邪，黄芩清半表半里之里邪。柴胡升清阳，黄芩降浊热。二药相合，升清降浊，调和表里，和解少阳，清少阳之邪热甚妙。柴胡长于开郁，黄芩善于泄热。两药相须为用，既可调肝胆之气机，又可清泄内蕴之湿热。主治口苦，咽干，目眩，寒热往来，胸胁苦满，心烦喜呕，食欲不振等病症。

柴胡白芍

《伤寒论》中用柴胡芍药药对者共3方，分别是柴胡桂枝汤、大柴胡汤及四逆散。《神农本草经》曰芍药“主邪气腹痛……敛阴益营之力，赤则止有散邪行血之意；白则能于土中泻木，赤则能于血中活滞”。白芍苦酸、微寒，功能养血敛阴、柔肝平肝、缓急止痛。柴胡疏肝开郁、和解退热、升举阳气；白芍柔肝和血、缓急止痛、清解虚热。柴胡轻清辛散，能引清阳之气从左升，以疏调少阳之气，而理肝脾，调中宫，消痞满；白芍酸寒收敛，除血痹，能敛津液而护营血，收阳气而泄邪热，养血以柔肝，缓急而止痛，泄肝之邪热，以补脾阴。两药伍用，相互制约，相互促进，互制其短而展其长，故以白芍之酸敛，制柴胡之辛散，用柴胡之辛散，又展白芍之酸敛，以引药直达少阳，而起清胆疏肝，和解表里，升阳敛阴，解郁止痛之功。主治寒热不解、头晕目眩、胸胁苦满、两胁胀痛、月经不调等病症。

柴胡桂枝

柴胡桂枝药对共有3方，分别是小柴胡汤、柴胡桂枝汤及柴胡加龙骨牡蛎汤。桂枝在《本经》中被列为上品，“味辛温。主上气，咳逆，结气喉痹，吐吸，利关节，补中益气。久服通神，轻身不老”。桂枝有发表解肌、温经通脉、助阳化气、平冲降气之功。柴胡味辛，透散之力强，善散少阳之外邪；桂枝辛温，祛风解肌，善解太阳之邪。柯琴评价柴胡桂枝汤治疗太阳少阳合病，有“表证微，故取桂枝之半。内证微，故取柴胡之半”之谓，小柴胡汤和桂枝汤同用以解太阳少阳之邪。

柴胡枳实

在柴胡类方柴胡枳实药对共见2方，为四逆散和大柴胡汤。《本经》曰枳实能“除寒热结，止痢，长肌肉，利五脏，益气轻身，安胃气，止溏泄，明目”。北宋沈括《梦溪笔谈》云：“六朝以前医方，唯有枳实，无枳壳，故本草亦只有枳实。后人用枳之小嫩者为枳实，大者为枳壳，主疗各有所宜，遂别出枳壳一条，以附枳实之后。然两条主疗，亦相出入。古人言枳实者，便是枳壳。”枳实辛开散结，消痞下气。与柴胡相配，一升一降，调畅气机。无论是外感还是内伤，均可用柴胡枳实药对。枳实亦常与厚朴相配，如承气汤、厚朴三物汤。枳实善下气消痞，厚朴擅行气宽中。

柴胡人参

柴胡人参药对共有4方，分别是小柴胡汤、小柴胡加芒硝汤、柴胡桂枝汤及柴胡加龙骨牡蛎汤。人参在《本经》中列为上品，“味甘，微寒。主补五脏，安精神，定魂魄，止惊悸，除邪气，明目，开心益智。久服，轻身延年”。柴胡类方主治邪犯少阳，出现枢机不利，气机不畅，以及兼夹的气郁血瘀痰饮食积等诸证。临床出现少阳证，多为邪气较重或失治误治，或正气亏虚，外邪进入半表半里。用柴胡散邪，人参扶正，相得益彰，正如徐灵胎所说“小柴胡汤之妙，妙在人参”。

柴胡牡蛎

在柴胡类方中，柴胡牡蛎药对仅有一方，即柴胡加龙骨牡蛎汤。牡蛎在《本经》列为上品，主治“伤寒、寒热,温疟洒洒,惊恚怒气”。牡蛎功效重镇安神、潜阳敛阴、软坚散结、收敛固涩。临床用药有生牡蛎、煅牡蛎之分。生牡蛎偏潜阳敛阴，煅牡蛎偏收敛固涩。临床常用于惊悸失眠，眩晕耳鸣，瘰疬痰核，癥瘕痞块，自汗盗汗，遗精崩带，胃痛泛酸等。柴胡配牡蛎，一宣一敛。柴胡宣散外邪，有耗阴之虞；牡蛎敛阴生津，无津伤之虑。两药相互配合，相得益彰。牡蛎配龙骨亦是常用药对，龙骨偏潜阳，牡蛎善敛阴，生用潜阳敛阴，煅后收敛固涩。

柴胡大黄

在柴胡类方柴胡大黄药对共有2方，分别为大柴胡汤与柴胡加龙骨牡蛎汤。《本经》将大黄列为下品，“味苦寒。主下瘀血，血闭寒热，破癥瘕积聚，留饮宿食，荡涤肠胃，推陈致新，通利水谷，调中化食，安和五脏”。

大黄功效较多，为临床常用药，其最重要的作用是通腑泄热，是治疗胃肠积滞证的常用之品，皆因其能“荡涤肠胃”“通利水谷”“调中化食”，从而主治“留饮宿食”，即不消化的饮食水谷。这种不消化的饮食又称为“宿食”或“食积”，停于胃脘部者，可与甘草同用，即大黄甘草汤，主治“食已即吐者”，正因为饮食积滞于胃脘，胃不能受纳，故“食已即吐”。对于不消化的饮食停于大小肠、失于传导者，谓之积滞，须与枳实、厚朴等同用，如大承气汤、小承气汤等。

柴胡配大黄，既清气分无形之邪热结气，又可荡涤胃家燥屎内结之有形之邪。内外相合，上下同治，势如破竹，邪去正安。

柴胡配黄芩，一表一里；柴胡配白芍，一刚一柔；柴胡配桂枝，一凉一温；柴胡配枳实，一升一降；柴胡配人参，一清一补；柴胡配牡蛎，一散一收；柴胡配大黄，一上一下，同为推陈出新，一散无形之邪，一祛有形之实。柴胡药对，尽得阴阳之妙也。

话说白术与苍术

中药的“术”分白术和苍术，素有“北参南术”“十方九术”之说，可见其重要性。《神农本草经》将术列为上品，谓其“主风寒湿痹，死肌，痉，疸，止汗，除热，消食”。术在《伤寒论》入方10次，《金匮要略》入方25次。

白术与苍术的历史沿革

现行版《伤寒论》《金匮要略》中的方剂，只用到白术，而未用苍术。据专家考证，在张仲景时代只有“术”这一名称，并无白术、苍术之名，现存《伤寒论》《金匮要略》版本中的白术是由北宋林亿等校正医书时由“术”校改得来。与《伤寒杂病论》同时代的医籍中，只有“术”而无白术苍术药名，白术、苍术首次出现在梁·陶弘景的《本草经集注》中。

《本草经集注》首次从名称和性状上区别白术、苍术。其于“术”条下言：“术乃有两种：白术，叶大有毛而作桠，根甜而少膏，可作丸散用；赤术，叶细无桠，根小苦而多膏，可作煎用。”可知南北朝时期，白术、赤术（苍术）已经可以区分。

白术与苍术的功效及区别应用

关于白术与苍术的功效，清·张志聪《本草崇原》有精到论述："凡欲补脾，则用白术，凡欲运脾，则用苍术，欲补运相兼，则相兼而用，如补多运少，则白术多而苍术少，运多补少，则苍术多而白术少，品虽有二，实则一也。"

白术与苍术都可以健脾祛湿。白术与苍术的临床应用区别大抵有如下几点：

白术甘，苦、温，以健脾为主。苍术苦，温，以运脾为主。白术健脾，即补土益脾气，脾土充盈，自能制湿燥湿。苍术运脾，即运化水湿，脾恶湿喜燥，湿去则脾安，脾气能醒，脾方能健运，化生气血和升举清阳。

有汗用白术，无汗用苍术。如玉屏风散中的白术是益气止汗，麻黄加术汤中的苍术是解表祛湿。

无苔用白术，有苔用苍术。舌淡无苔或少苔多用白术健脾益气，苔白厚腻多用苍术燥湿泄浊。

里证用白术，表证用苍术。大剂量白术可健脾生津，用于脾虚便秘。苍术可解表祛湿，用于风水、皮水。如温病学家薛雪惯用苍术、苍术皮，其在《湿热论》开篇第二、第三条就分别论述了"湿在表分"和"湿在肌肉"使用苍术祛表湿的治法。

虚证用白术，实证用苍术。太阴夹湿用白术，如理中汤、参苓白术散。太阳夹饮用苍术，如麻黄加术汤、越婢加术汤。

此外，白术还有利尿及安胎之功，常用治脾虚水肿及脾肺气虚，卫气不固，表虚自汗，易感风邪，脾虚胎动不安等证。苍术还有祛风湿及明目作用，常用治风寒夹湿表证，风湿痹证，夜盲症及眼目昏涩等证。

《伤寒论》《金匮要略》中的"术"应用白术还是苍术

经方中的"术"应用白术还是苍术，似不可通论，应根据经方方证来决定取舍。如取益气健脾为主，用于脾虚湿困而偏于虚证者，如苓桂剂、理中汤等方证，应用白术。如取苦温燥湿为主，用于湿邪内阻而偏于实证者，如麻黄加术汤、越婢加术汤等方证，应用苍术。

《伤寒论》67条："伤寒若吐若下后，心下逆满，气上冲胸，起则头眩，脉沉紧，发汗则动经，身为振振摇者，茯苓桂枝白术甘草汤主之。"经方茯苓桂枝白术甘草汤为治疗中阳不足痰饮内停之代表方，临床应用以胸胁逆满，心悸目眩，舌苔白滑为辨证要点。仲景云："病痰饮者，当以温药和之。"故治当温阳化饮，健脾利水。本方重用甘淡之茯苓为君，健脾利水，渗湿化饮，既能消除已聚之痰饮，又善平饮邪之上逆。用白术以健脾燥湿，苓术相须，为健脾祛湿的常用组合。

《金匮要略》曰："湿家，身疼烦，可与麻黄加术汤，发其汗为宜，慎不可以火攻之。"其方后注曰："温服八合，覆取微似汗。"自从林亿等校正医书时将术校改白术后，历代医家对此条解释极多，但大部分医家出于对医圣张仲景的尊崇而牵强解释。如，有医家认为白术功在助麻黄缓汗，有医家认为白术功在燥里湿，有医家认为白术功在生津等。麻黄加术汤证为湿邪在表不在里，白术可燥里湿，不可祛表湿。如将麻黄加术汤的术理解为苍术，麻黄散表祛寒，苍术走表燥湿，共奏散寒祛湿之功，则甚为合拍。

总之，白术与苍术，古时统称为"术"，南北朝后逐渐分别入药。二药皆有健脾燥湿功能，均可用治湿阻中焦，脾失健运之证。然白术以健脾益气为主，为补脾要药，适用于脾虚湿困而偏于虚证者；苍术以苦温燥湿为主，为运脾要药，适用于湿浊内阻而偏于实证者。

茯苓、茯神、茯苓皮的区别

茯苓入药，首载于《神农本草经》，列为上品，认为“久服，安魂养神，不饥延年”。茯苓味甘淡，性平，能利水健脾、宁心安神，可用于水肿尿少、痰饮眩悸、脾虚食少、便溏泄泻、心神不安、惊悸失眠等症。茯苓是一种真菌的菌核，一般寄生于松树根部。新鲜的茯苓外形像甘薯，有的为球形或者块状，有的为扁圆形或长椭圆形，表面不光滑，长有一些“小瘤子”，或者有皱褶。

白茯苓、赤茯苓、茯神、茯苓皮出自同一植物茯苓。它的外皮颜色多为褐色，由表及里依次是褐色的茯苓皮，淡红色的赤茯苓，奶白色的白茯苓，灰色的茯神，虽然是出自同一植物，但它们的功效却略有不同。产于云南的茯苓质量最好，又称云苓，是道地药材。

白茯苓

就是临床上所说的茯苓，白茯苓是茯苓里面的白色部分，饮片多切为奶白色的小方块状。本品味甘淡而性平，入心、脾、胃三经。甘能补益，淡可渗湿，甘可益脾养心。其淡渗力强，可利下窍、祛水湿，因此，白茯苓具有补而不峻，利而不猛，既能扶正，又可祛邪的特点，所以前人称之为“补益利湿”之佳品，有利水渗湿、健脾补中、养心安神之功。

赤茯苓

赤茯苓就是茯苓皮里面的红色部分（去掉表层的粗皮），为茯苓内部色淡红者，性味似茯苓，但偏于入血分，无补益作用，长于渗湿热、利小便，多用于治疗下焦湿热引起的小便不利、淋漓涩痛等症，常与车前子、滑石、甘草等同用，如五淋散。

茯神

即茯苓中环抱松树根而生的部分，又称为茯神木,也称为抱木茯神，为茯神中间之松根。《本草经疏》云："茯神抱木心而生，以此别于茯苓。《别录》谓茯神平，其气味与性应是茯苓一体，茯苓入脾肾之用多，茯神入心之用多。"茯神性味与茯苓相似，偏于心经，擅长宁心安神，主治心虚或心脾两虚引起的惊悸、怔忡、失眠健忘等症，常与酸枣仁等安神药同用，如本品加朱砂拌后，名为朱砂茯神，安神定惊功能更著。

茯苓皮

为茯苓外层的皮质部分，性味也同于茯苓，偏于走肌表，功能利水消肿，古人说茯苓皮专治皮肤水肿，因而有"以皮行皮"之说法。《中国医学大辞典》谓："茯苓行水而不耗气，胜似大腹皮。"茯苓皮治疗脾虚不能行水，以致周身浮肿之皮水，以及妊娠浮肿等，常配大腹皮、陈皮、姜皮等药，如五皮饮。茯苓不去皮的称为带皮茯苓，以利水为主，一般水肿比较重的证候可用之。

至于土茯苓，则是另外一种植物，与茯苓没有什么关系，其外形虽与茯苓相似，但功效完全不同。土茯苓为藤蔓植物，叶如竹叶而更为厚滑，根连缀而生，大如鸭蛋，性味甘、淡，平，有清热解毒、健脾祛湿之功。

中药冤案——薏苡之谤

薏仁，又名薏苡仁、苡米、苡仁、薏米、薏珠子、草珠珠等。薏苡仁是常用的中药，性味甘淡，微寒，有利水消肿、健脾祛湿、舒筋除痹、清热排脓等功效，主治风湿身痛，湿热脚气，筋急拘挛，湿痹水肿等病。

清末民初中医名家张锡纯在《医学衷中参西录》中记载“珠玉二宝粥”，该方由生山药、生薏米、柿霜饼三味药品组成，“治脾肺阴分亏损，饮食懒进，虚热劳嗽，并治一切阴虚之证”。用法是将二药“捣成粗渣，煮之烂熟，再将柿霜饼切碎，调入融化，随意服之”。“玉”者，指山药，因为山药又名玉延。“珠”者，系指薏米。

《后汉书·卷二十四·马援列传·马援》记载说的是为汉光武帝刘秀打天下，立下汗马功劳的伏波将军马援的一桩冤案。起初，马援奉令去南疆（今广西一带）平定叛乱，常吃薏米，因薏米能除瘴气，久服能轻身省欲。南方薏苡果实大，马援想作为种子，回军时载了一车。薏苡看上去确实有点像珍珠，当时人们以为这是南方土产的奇珍明珠。朝中的一些权贵就认为马援车中装的是私掠的明珠等珍宝，由于马援当时很受光武帝器重，权贵们不敢有所动作。等到马援死后，监军梁松嫉贤妒能，就上书诬告马援从南方搜刮了大量的明珠宝物，归为己有。光武帝竟然相信了这些不实之词，龙颜大怒，传旨追回马援的“新息侯印”。马援的夫人和儿子不敢报丧，偷偷地把马援的棺材埋在城外，不敢运回老家祖坟地安葬，连宾客故人也不敢前来吊丧。马援的侄子马严和马援夫人草索相连，到朝廷请罪，光武帝拿出梁松的诬告书相示，才知是挟怨诬告，就上书诉冤，前后六次，辞意哀切，然后才得以将马援安葬。明末文学家朱彝尊曾有“梧桐夜雨词凄绝，薏苡明珠谤偶然”的诗句，指的就是这段典故。后世遂以“薏苡明珠”比喻被人诬蔑，蒙受冤屈；故意颠倒黑白，糊弄是非。

中医认为，湿气重的人常见头身困重、腹泻、大便黏腻不爽、四肢肿胀等不适。广东地理气候潮湿闷热，不同程度夹有湿气的人很多，因此，广东人煲汤时总爱加上一些薏米，以求达到健脾祛湿的功效。

薏苡仁生、熟功效大不同

生薏米味甘，性微寒，利水渗湿的功效最为显著，可以去湿除风、清热排脓、除痹止痛，对小便不利、水肿、脚气和风湿疼痛等效果显著。

炒薏米是用小火把薏米炒至金黄色，带有微微焦香味道。所谓“焦香入脾”，经过炒制的薏米与生薏米相比，少了一分寒利，多了一分温涩，温脾、健脾的功效变得明显。

麸炒薏米是将麸皮与薏米同炒，健脾涩肠的功效更为明显，尤其适合脾虚湿困，经常有大便稀烂黏腻、体虚水肿的病人。

如何选择薏苡仁

药理实验研究表明，薏米具有一定的减肥、降脂降糖功效，至于该如何选择，必须根据不同体质而定。广东省第二中医院黄汉超主任医师建议，如脾虚偏寒的人群，常表现为乏力、腹胀纳少、口淡、脉大无力，应选择炒薏米；如腹泻症状明显，尤其是受寒或劳累后即觉有肠鸣者，可选用麸炒薏米；相反，有湿困化热问题的人，常表现为口干口苦、舌苔黄腻、脉滑数的，则可以选择生薏米。食用时，老人可将相应的薏米磨成粉，每次用开水冲泡服用，这样吸收利用率会比较高。

市面上有部分不良商人不惜将薏米漂白，以求好看好卖。在购买时可通过以下方法分辨：①用密封袋装少量薏米后封口，一段时间后打开密封袋，闻闻有没有刺激性硫黄、甲醛味道；②拿一小把薏米放在掌心用力搓至发热，再放近鼻子闻闻，如经硫黄或甲醛炮制，会有刺鼻的气味。

龙骨与牡蛎：但敛正气，不敛邪气

龙骨，性味甘、涩，平。功用主治：①平肝潜阳：生用治阳虚肝旺引起的烦躁、失眠、潮热、盗汗及头目眩晕等症，常与生牡蛎配伍。②镇惊安神：生用治惊悸、失眠、心神不宁、健忘等症。③固涩：煅用治遗精、崩漏、白带过多。

牡蛎，性味咸、涩，寒。功用主治：①益阴潜阳：生用治阴虚阳亢之潮热盗汗、头痛眩晕、烦躁失眠等症。②软坚散结：生用治瘰疬、肿块。③固涩：煅用治多汗、遗精、带下、崩漏、泄泻等，常与龙骨配伍。④配乌贼骨也可用于胃酸过多。

清代名家徐灵胎曰："龙骨最黏涩，能收敛正气，凡心神耗散，肠胃滑脱之疾，皆能已之。此药但敛正气，而不敛邪气。所以仲景于伤寒邪气未尽者，亦恒与牡蛎同用，若仲景之柴胡加龙骨牡蛎汤，桂枝、甘草、龙骨、牡蛎汤诸方是也。"清末名家张锡纯于外感喘证服小青龙汤愈而仍反复者，认为属"正气之不敛也"，专拟"从龙汤"，用龙骨、牡蛎各一两以敛正气，苏子、清半夏各五钱以降气利痰，牛蒡子、白芍清肺利水，使邪从下出。名之曰从龙汤，谓可用于小青龙汤之后也。

著名中医学家岳美中教授擅长运用龙骨牡蛎，认为龙骨牡蛎有调和、推挽、摄发、敛阴阳的作用，所以均可与桂枝汤、柴胡汤、承气汤合用，摄阳以归土，据阴以召阳，起连接相应的作用，其所以治内伤、治外感均可有效之故。除龙骨牡蛎经常同用外，临床常用配伍还有：

牡蛎配杜仲：能止盗汗，加麻黄根更好。

牡蛎配玄参：可治瘰疬，用牡蛎120g（须用木炭灰炒通赤，湿地上放经宿，方用），玄参90g，为末，糊丸，如梧桐子大。酒服三五十丸，食后服。

牡蛎配甘草：治瘰疬，用牡蛎和甘草末，茶调9g。

牡蛎配鳖甲：牡蛎配鳖甲，消胁积。

牡蛎配天花粉：牡蛎合天花粉，消瘿瘤。《金匮要略》中瓜蒌牡蛎散，治百合病口渴。尤怡曰："病变成渴……热盛而津伤也。天花粉苦寒，生津止渴，牡蛎咸寒，引热下行，不使上烁也。"

龙骨配韭菜子：龙骨得韭菜子，治睡即泄精。

龙骨配桑螵蛸：龙骨配桑螵蛸，治遗尿。

当大黄遇到附子

中医配伍之法，或相辅相成，如麻黄配桂枝，大黄配芒硝；或相反相成，如麻黄配石膏，半夏配黄芩。而相反相成中，令人难于驾驭不太敢用的莫如大黄配附子。因为大黄大苦大寒，附子大辛大热，此二药一大寒一大热，乃寒热之两极。二药如何能融于一方？浅田宗伯先生是日本幕府末期至明治初期日本汉方的巨头，在其论著《先哲医话》中对此有妙述："大黄与附子配伍者，皆非寻常之证，如附子泻心汤、温脾汤。凡顽固偏僻难拔者，皆涉于阴阳两端，为非常之伍，附子石膏亦然。"清代名家徐灵胎亦有精论："附子补火以温积寒，大黄通闭以除结热。寒热各制而合服之，是偶方中反佐之奇法也。"

古代医家中善用大黄与附子者，当首推东汉·张仲景，在其所著《伤寒杂病论》中，用大黄者有32方，用附子者有31方。明·张介宾十分推誉大黄与附子，视为药中之"四维"："人参、熟地者，治世之良相也；附子、大黄者，乱世之良将也。"（《景岳全书》卷48）清·郑钦安则称二药为"阴阳二证之注脚"。今贤亦有擅用二药者，如祝附子（祝味菊），焦大黄（焦东海），皆擅用者之美誉也。

张仲景妙手遣药，开附子与大黄配伍之先河，考《伤寒论》附子泻心汤和《金匮要略》大黄附子汤即是此例。《伤寒论·辨太阳病脉证并治》："心下痞，而复恶寒、汗出者，附子泻心汤主之。"本条之痞，为热痞兼阳虚之候。治热痞本应用苦寒药，但苦寒药不利于阳气之复；如扶阳用辛热药，则碍于痞满之除。故仲景取大黄（配黄连、黄芩）以泄热消痞，用附子以温经扶阳。且三黄得附子，其苦寒不致留滞阴邪；附子得三黄，其燥热不致劫阴伤津。更妙的是，本方不用煎煮，仅以麻沸汤渍三味寒药（即用沸水泡），取其气轻以升散痞热；用附子另煮浓汁，取其味重以下沉复阳。

《金匮要略·腹满寒疝宿食病脉证并治》："胁下偏痛，发热，其脉弦紧，此寒也，以温药下之，宜大黄附子汤。"清·尤怡在《金匮要略心典》中对此有精妙述评："胁下偏痛而脉紧弦，阴寒成聚，偏着一处，虽有发热，亦是阳气被郁所致。是以非温不能已其寒，非下不能去其结，故曰宜以温药下之。大黄苦寒，走而不守，得附子、细辛之大热，则寒性散而走泄之性存是也。"此即后世所谓"去性存用"。

案例

某男，68岁。近一年多反复尿频夜尿多，排尿淋漓不爽，伴见小腹胀满，尿后稍缓，口黏苦，舌暗红，苔白腻，脉弦紧。经医院彩超检查为"前列腺增生"。

辨为瘀热蕴结下焦，阳虚邪阻尿路而致。取大黄附子汤合桂枝茯苓丸加减治疗。

方予熟大黄、制附子、细辛、桂枝、赤芍、怀牛膝、牡丹皮、茯苓、桃仁、甘草。水煎服，每日一剂。加桂枝茯苓丸，意在加强活血化瘀作用。服后诸症逐渐减轻。随着邪实渐消，改用桂枝茯苓丸加益智仁、桑螵蛸、金樱子、肉桂等温肾固摄之品以善后。

关于大黄，大便稀薄者，应用制大黄；大便秘结者，可用生大黄。关于附子，多用制附子，用量大者应先煮以策安全。关于大黄与附子的用量比例，对于寒实证，大黄一般应少于附子，或在临证中“观其脉证，知犯何逆，随证治之”。

话说中药配伍的“去性存用”

中药方剂的配伍理论有很多种，在君臣佐使的基本框架下，有性味配伍、七情和合、去性存用、升降相因、五行配伍等配伍形式，共同构成方剂配伍理论。其中的“去性存用”配伍法，从字面上理解，即是去掉其寒热温凉之药性，存留药物的某种作用，发挥其独特的、难于被取代的功效。医圣张仲景是使用“去性存用”配伍法的高手，经方不少方剂中寓存此法，现举例如下：

大黄附子汤之用大黄

大黄附子汤首见于张仲景《金匮要略》，别名大黄附子细辛汤，共有三药：大黄、附子和细辛。功能温阳散寒，通便止痛，主治阳虚寒结，腹痛便秘，胁下偏痛，手足厥冷，舌苔白腻，脉紧弦等。本方意在温下，故重用辛热之附子，温里散寒，止腹胁疼痛；以苦寒泻下之大黄，泻下通便，荡涤积滞，共为君药。细辛辛温宣通，散寒止痛，助附子温里散寒，是为臣药。大黄性味虽属苦寒，但配伍附子、细辛之辛散大热之品，则寒性被制而通腑祛邪之功犹存，为“去性存用”之法。三味协力，而成温散寒凝、苦辛通降之剂，合成温下之功。现多用于肋间神经痛、坐骨神经痛、肾结石、胆结石、慢性阑尾炎、胰腺炎、睾丸肿痛、胆绞痛、胆囊术后综合征、腹股疝等见上述证候，属阳虚寒凝者。

麻杏石甘汤之用麻黄

本方出自《伤寒论》第63条和162条，原治太阳病发汗未愈，风寒入里化热，症见“汗出而喘，无大热者”。后世用于治疗风热袭肺，或风寒郁而化热，壅遏于肺所致病证。有汗无汗皆可用，症见身热不解，喘逆气急，甚则鼻翼翕动，口渴喜饮，脉滑而数等。方用麻黄，取其能宣肺而泄邪热，是“火郁发之”之义，但其性温，故配伍辛甘大寒之石膏，而且用量倍于麻黄，使宣肺而不助热，清肺而不留邪，肺气肃降有权，喘急可平，是相制为用，“去性存用”也。杏仁降肺气，用为佐药，助麻黄、石膏清肺平喘。炙甘草既能益气和中，又与石膏合用而生津止渴，更能调和于寒温宣降之间，所以是佐使药。药虽四味，配伍严谨，尤其是治肺热而用麻黄配石膏，深得配伍变通灵活之妙，疗效可靠。

竹叶石膏汤之用半夏

本方为清补两顾之方，由白虎汤化裁而来。热病后期，高热虽除，但余热留恋气分，故身热有汗不解，脉数；余热内扰，故心胸烦热；气短神疲、脉虚数为气虚的表现。本方证多由热病后期、余热未清、气津两伤、胃气不和所致。治疗以清热生津，益气和胃为主。方中竹叶、石膏清透气分余热，除烦止呕为君药。人参配麦冬，补气养阴生津，为臣药。半夏和胃降逆止呕，为佐药。甘草、粳米和脾养胃，为使药。其中半夏虽温，但配入清热生津药中，则温燥之性去而降逆之用存，使人参、麦冬补而不滞，使石膏清而不寒。汪昂的《医方集解·泻火之剂》云：“半夏之辛温以豁痰止呕，故去热而不损其真，导逆而能益其气也。”

麦门冬汤之用半夏

《金匮要略·肺痿肺痈咳嗽上气病脉证并治》中麦门冬汤方证条文云：“逆上气，咽喉不利，止逆下气者，麦门冬汤主之。”本方功能清养肺胃，降逆下气。方中重用麦冬为君，甘寒清润，既养肺胃之阴，又清肺胃虚热。人参益气生津为臣。佐以甘草、粳米、大枣益气养胃，合人参益胃生津，胃津充足，自能上归于肺，此为“培土生金”之法。肺胃阴虚，虚火上炎，不仅气机逆上，而且炼津为痰，故佐以半夏降逆下气，化其痰涎。半夏虽属温燥之品，但用量很轻，与大剂麦门冬配伍，则其燥性减而降逆之用存，且能开胃行津以润肺，又使麦门冬滋而不腻，相反相成。甘草润肺利咽，调和诸药，兼作使药。全方组方特点有“去性存用”之妙，寓和降中补胃气，降逆中通结气。

后世方亦有不少用“去性存用”配伍法者，如天台乌药散之用川楝子。

“去性存用”配伍法虽属寒热并用，但与寒热错杂证中寒热共用有别。“去性存用”法多用于纯寒或纯热证，加反佐药意在用某药之独特功效。寒热错杂证中寒热共用，则是寒证热证并见，虚证实证共存，病情较为复杂，治疗时应寒热共用、虚实兼顾方能取效，如经方中的半夏泻心汤、乌梅丸、麻黄升麻汤等方证。

话说中药的双向调节作用

一种药物同时具有相反的两种功效，称为药物的双向调节作用。

具有双向调节作用的中药有很多。如川芎能上行头目，下行血海。生姜既走表又走里，在表可发表散寒，在里降逆止呕。黄芪无汗能发汗，有汗能止汗。益母草能散瘀血，又能生新血，即所谓“祛瘀生新”。麻黄草茎入药能发汗，根芦入药善止汗。茯苓白色部分（内层）能补，赤色部分（外层）可利。白术量少治疗腹泻，量多能治疗便秘。大黄生用或煎煮时间短时泻下作用强烈，制熟后泻下作用缓和，久煎则泻下力量减弱甚或导致便秘，炒过后有止血作用，等等。

从传统中药理论分析

一味中药为何有完全不同的两种药性，从传统中药理论分析主要有如下几种原因：

①其生药本身的效能；②药用的部位不同；③剂量的多少；④生熟炮制的区别等。这就构成了同一味药可能同时具有能上、能下，能表、能里，能补、能利或通涩皆可等双向性作用。

与大部分西药单一成分不同，一味中药有多种成分，如同一种中药具有作用相反的成分就是双向调节的物质基础。如田七的一些成分能提高肝脏内多种凝血因素的生成及活化，从而有效地止血；田七中的其他一些成分，可使血小板内cAMP含量增加，对抗血栓形成。

从现代药理学分析

如果还不明白中药的双向调节是怎么产生的，从现代药理学来研究就更清楚了，主要表现在以下几个方面：

1.药物本身的多种化学成分产生的药理多效性

也就是药物本身就有多种化学成分，不同的化学成分有相反的一些药理作用，所以就可以表现出双向调节作用。

例如大黄既含有番泻苷A，它是大黄泻下作用最强的有效成分；大黄还含有鞣质，鞣质具有收敛止泻的作用。这样同一个大黄里面就含有作用效果相反的两种成分，一个是泻下，一个是止泻。再如附子，它的去甲乌药碱在麻醉和不麻醉前每分钟静脉点滴1~4 μg/kg体重之后就能够使动脉和全身血管的阻力降低，产生一个降压的作用。但是附子中提取的氯化甲基多巴胺却有升压的作用。同样是一个附子，里面既有升压的成分，又有降压的成分，也就是说药物本身的多种化学成分产生的药理多效性是药物双向性调节现象产生的机理之一。

2.药物中所含成分的药理起效剂量阈值和最大药效剂量值是不同的

两个相反的成分，一个成分起效的剂量和另外一个成分起效的剂量不一样，达到最大药效的剂量也不一样，这种情况就可能出现双向调节的现象。比如说三七皂苷，对于血凝素诱导外周单核细胞产生白介素2，在低浓度的时候使它产生的多，到高浓度的时候反而抑制它的产生，所以能够使它产生一个双向的作用，仅仅取决于它的剂量。

3.机体在不同机能状态下，对各种药物成分反应的差异性不一样

药物的作用是以人的机能状态为基础的，人的机能状态不同，药物的作用也不同。比如说益母草对受孕的子宫是呈抑制作用的，但是对产后的子宫就是呈兴奋作用，这就是子宫所处的状态不一样，药物产生的作用也不同。黄芪在人体免疫机能低下的时候，可以使免疫功能提高，可是在人体免疫功能偏高的时候，又能够降低免疫功能。人参能够抗寒冷应激，也可以抗高温应激，这就是状态不同它也能够起不同作用，这类非剂量依赖性的双向调节作用可称之为中药适应原样作用，换言之就是中药能让它恢复到应该恢复到的那一种状态的作用。

由上可知，中药含有的拮抗成分是产生双向调节作用的物质基础，机体机能状态是中药双向调节作用的重要条件。

基于经方视角浅谈桂枝的功用

据专家考证，《神农本草经》成书于东汉，稍早于《伤寒杂病论》。《神农本草经》中没有“桂枝”的名称，里面只提到牡桂和菌桂。到东汉末年《伤寒杂病论》中才开始有桂枝的记载，但在唐宋以前，肉桂和桂枝是不分的，如唐代本草名著《新修本草》载：“其牡桂嫩枝皮名为肉桂，亦名桂枝。”因此，在运用含有桂枝的经方时，可能要分析一下，是用现在的桂枝，还是肉桂。

桂枝自古以来就是一味要药。张仲景在《伤寒杂病论》的方子中使用频率最高的是甘草，其次就是桂枝。《伤寒杂病论》中有76条方用桂枝，其中《伤寒论》有41条方，《金匮要略》有35条方。这76条方子中，以桂枝命名的方就有36条。

桂枝，为樟科常绿乔木植物肉桂的干燥嫩枝，味辛甘，性温。根据《素问·阴阳应象大论》“气味辛甘发散为阳，酸苦涌泄为阴”，辛、甘属阳，因此桂枝是一个纯阳中药。辛可以发散，甘可以补益，性温可以助阳通阳，发散之中含有温阳，温阳之中寓含发散。

肉桂与桂枝同源，而取材部位不同，一为厚皮（树干的下半部分），一为嫩枝，均有温营血、助气化、散寒凝之功。然肉桂味辛性大热，守而不走，长于温阳走内，入下焦补肾阳，可引火归原；桂枝味辛甘，性温，走而不守，长于助阳解表，可入上焦补心阳，能止心动悸。故元代张洁古《珍珠囊》有云："发汗用桂枝，补肾用肉桂。"

对于桂枝的功效，《神农本草经》记载："牡桂，味辛温，主上气逆，结气喉痹，吐吸，利关节，补中益气。"从该段文字可知桂枝具有降气、利关节，补中益气之功，但没有说桂枝能祛风解表。清代《本经疏证》总结了桂枝六大作用："凡药须究其体用，桂枝能利关节，温经通脉，此其体也。调和腠理，下气散逆，止痛除烦，此其用也。盖其用之之道有六：曰和营，曰通阳，曰利水，曰下气，曰行瘀，曰补中。"

笔者认为，桂枝在经方中的功效大抵可以归结为如下"气血水火"四类：

气桂枝

"气桂枝"指桂枝性散善走，能入气分而行气，升阳气，降逆气。

黄元御《长沙药解》认为桂枝："入肝家而行血分，定经络而达荣郁。善解风邪，最调木气。升清阳之脱陷，降浊阴之冲逆，舒筋脉之急挛，利关节之壅阻。入肝胆而散遏抑，极止痛楚，通经络而开痹涩，甚去湿寒。能止奔豚，更安惊悸。"

张锡纯对中药功效有独到见解而广受同道称赞，他认为："桂枝味辛微甘，性温。力善宣通，能升大气（即胸之宗气），降逆气（如冲气上冲之类），散邪气（如外感风寒之类）。仲景茯苓桂枝白术甘草汤用之治短气，是取其能升也；桂枝加桂汤用之治奔豚，是取其能降也；麻黄、桂枝、大小青龙诸汤用之治外感，是取其能散也。而《神农本草经》论牡桂，开端先言其主咳逆上气，似又以能降逆气为桂枝之特长，诸家本草鲜有言其能降逆气者，是用桂枝而弃其所长也。"笔者认为张锡纯对桂枝的认识更全面、更精准。现代中药学多强调桂枝的“散邪气”，即解表邪、调营卫作用，而忽略其“升阳气、降逆气”作用，是不够全面的。

血桂枝

“血桂枝”指桂枝性温能通，能入血分而行血，活血以散瘀。

气血是机体重要物质基础，既要保持其量的充足，又要保证其流通灌注之特性。气为血帅，血为气母；血得寒则凝，得温则行。因此，或气滞，或寒凝，均可导致血停成瘀，而成病理产物，甚至成为新的致病因素。桂枝表现为活血散瘀作用的经方有：温经汤、桂枝茯苓丸、桃核承气汤等。

张仲景在《金匮要略》中首次提出“瘀血”之名，并用活血化瘀法治疗各科疾病，开后世治疗血瘀证之先河。瘀血内阻，久病入络，往往加重病情，治当活血化瘀。故《医学入门》有“人知百病生于气，而不知血为百病之胎也”之说。但《金匮要略》有瘀血之篇名，而治疗却散在于其他各病中，如疟病、虚劳、肝着、黄疸、妇人癥病、阴阳毒、肺痈、肠痈等，用方有近20首。揭示瘀血既成，病机已非单纯，往往气滞、寒凝、痰阻、水停、热郁等兼夹错杂，宜综合治疗。

水桂枝

“水桂枝”指桂枝既能通阳利饮化痰，又可化气行水生津。主要表现为如下几方面：

痰饮聚肺

配伍茯苓、半夏等化痰利饮，如“咳嗽喘促，身体浮肿，二便不利，脉象沉伏”的泽漆汤证，“青龙汤下已，多唾口燥，寸脉沉，尺脉微，手足厥逆，气从少腹上冲胸咽，手足痹，其面翕热如醉状，因复下流阴股，小便难，时复冒者”的桂苓五味甘草汤证，以及治疗“伤寒表不解，心下有水气”，表现为外寒内饮的小青龙汤证。

痰阻胸阳

配伍枳实、薤白降气除痰开窍，如治疗“胸痹心中痞，留气结在胸，胸满，胁下逆抢心”的枳实薤白桂枝汤。枳实薤白桂枝汤记载于《金匮要略》，由枳实、薤白、桂枝、厚朴、瓜蒌五味药物组成，为治疗胸痹之“瓜蒌薤白三方”中应用较为频繁的方剂。

脾胃湿阻

配伍茯苓、白术等健脾去湿，如治疗“心下逆满，气上冲胸，起则头眩”的茯苓桂枝白术甘草汤证，“伤寒水气乘心，厥而心下悸”的茯苓甘草汤证，“发汗后，其人脐下悸者,欲作奔豚”的苓桂枣甘汤证等。

蓄水膀胱

配伍猪苓、茯苓、泽泻、白术，以化气利水，使津能上承，饮能下泄，如太阳表邪未解、外邪循经入腑的五苓散证。

火桂枝

“火桂枝”指桂枝性温，既能助阳温阳，又能通阳散邪。

主要表现为如下几方面：

助阳解表

如桂枝汤、桂枝加葛根汤、麻黄汤、小青龙汤、大青龙汤、葛根汤等，是临床用桂枝的常见因素，主要用桂枝的助阳益卫，祛风散寒之功。

助阳通经

如桂枝附子汤、甘草附子汤、当归四逆汤、桂枝芍药知母汤、麻黄加术汤、白虎加桂枝汤等。取桂枝辛温善走，有温阳通经，祛邪除痹之功。

助阳补虚

①心阳虚：如桂枝甘草汤、桂枝甘草龙骨牡蛎汤、桂枝去芍药加蜀漆牡蛎龙骨救逆汤、桂枝加桂汤、炙甘草汤。用较大量的桂枝，可温补心阳，益心气，“益火之源，以消阴翳”，如治疗“发汗过多,其人叉手自冒心、心下悸欲得按”的桂枝甘草汤证，是经方中桂枝用量最大者，桂枝用了四两，而且是顿服。

②脾阳虚：如茯苓桂枝白术甘草汤、黄芪建中汤。脾主运化，脾阳虚则运化失司，或水湿内停，或气血不足，或脾胃不和，气机升降紊乱，所谓“内伤脾胃，百病由生”也。

③肾阳虚：如金匮肾气丸。用大量地黄、萸肉等滋阴之药，伍用少量桂枝（此处用肉桂更好）配附子，以取“少火生气”之意，使温而不燥，补而不腻。

助阳祛邪

如黄连汤、柴胡加龙骨牡蛎汤等。柴胡加龙骨牡蛎汤证为伤寒误下后，致邪陷正伤，出现“胸满烦惊，小便不利，谵语，一身尽重，不可转侧”诸症，邪滞三焦，少阳枢机不利，气、血、水运行均失其畅，因此，仲景在小柴胡汤和解枢机，调畅气机，通利三焦的基础上，用桂枝通阳祛邪，助大黄祛阳明之邪，推陈致新；助茯苓利三焦之水，使水湿从膀胱下泄，使邪去正安。

引阳入阴话半夏

半夏性温，味辛，有毒，体滑性燥，有燥湿化痰、降逆止呕、消痞散结的功效。临床制用内服多用于痰多咳喘，痰饮眩悸，风痰眩晕，痰厥头痛，呕吐反胃，胸脘痞闷，梅核气；生用外治痈肿痰核。

半夏有水生和陆生两种，即所谓的水半夏和旱半夏，常说的半夏为旱半夏。旱半夏的药用价值强于水半夏，来源于天南星科植物半夏的干燥块茎，因“五月半夏生，盖当夏之半”而得名。

半夏有毒，临床所用半夏多经过炮制以减轻毒性。半夏通过不同方法的炮制后，有法半夏、清半夏、姜半夏和半夏曲之分。法半夏偏燥湿，清半夏偏化痰，姜半夏偏止呕，半夏曲偏消食，而生半夏因有毒而多外用。

内含半夏的小柴胡汤是著名经方，临床使用广泛。柴胡散半表之邪，黄芩清半里之热，两者是小柴胡汤中的祛邪主药，人参率大枣、甘草益胃生津，固护中气，为坚强后盾，故徐灵胎有“小柴胡之妙，妙在人参”一说。其实小柴胡汤中的半夏也是一味不可或缺的重要药物。半夏配生姜即小半夏汤，可降逆下气、和胃止呕。《药性论》有精到论述：“半夏，柴胡为之使。止吐为足阳明，除痰为足太阴。小柴胡中虽为止呕，亦助柴胡能止恶寒，是又为足少阳也；又助黄芩能去热，是又为足阳明也。”柴胡配黄芩解往来寒热，枢半表半里之少阳；半夏配人参治纳差喜呕，和半上半下之脾胃。

《神农本草经》云半夏功效：主伤寒寒热，心下坚，下气，咽喉肿痛，头眩，胸胀，咳逆肠鸣，止汗。仲景经方中，除止汗之外，半夏在《神农本草经》所列功用大都有所体现：大小柴胡汤、柴胡加芒硝汤、柴胡加龙骨牡蛎汤、柴胡桂枝汤，半夏治伤寒寒热心下坚。小青龙汤、小青龙加石膏汤、射干麻黄汤、厚朴麻黄汤、泽漆汤、越婢加半夏汤、桂苓五味甘草去桂加干姜细辛半夏汤，半夏治胸胀咳逆。小半夏加茯苓汤，治头眩。苦酒汤、半夏散及汤，半夏治咽喉肿痛。半夏泻心汤、生姜泻心汤、甘草泻心汤，半夏治在肠鸣。葛根加半夏汤、黄芩加半夏生姜汤、竹叶石膏汤、麦门冬汤、大半夏汤，半夏功在下气。

病发于阳而反下之，因作结胸；病发于阴而反下之，因作痞。《本经疏证》认为，病发于阴者始终不可下，“阴邪窃踞于阳位者，治法舍半夏其谁与归”，对半夏清阳位之阴邪的作用非常肯定。所以能降逆消痞的半夏泻心汤、生姜泻心汤、甘草泻心汤、旋覆代赭石汤，诸方皆有半夏，引阳入阴，调和阴阳，是由半夏生成时令的特殊性（生于三阳开泰之后，成于一阴方始之时）所决定的。邹润安说：“禀此阴阳相间之德，滑燥悉具之能，又何得不从阳入阴，治踞于阳位之邪哉？”半夏能降，能散，更能和；不仅能燥，而且能润，治胃虚枯瘠“胃反呕吐，朝食暮吐，或暮食朝吐”之大半夏汤证，即可为证。《成方便读》说它“能和胃而通阴阳”，可谓要言不繁。后世的藿香正气丸、保和丸、二陈汤、半夏白术天麻汤等方剂中都少不了半夏。

半夏临床极为常用，其常用配伍有：半夏配天南星，燥湿化痰，如导痰汤。半夏配旋覆花，降逆止呕，如旋覆代赭汤。

半夏配茯苓，健脾燥湿，如二陈汤。半夏配陈皮，理气化痰，如温胆汤。半夏配藿香，双调脾胃，如半夏藿香汤。半夏配生姜，和胃止呕，如小半夏汤。半夏配竹茹，祛痰定惊，如涤痰汤。半夏配贝母，润燥相济，如半贝丸。半夏配瓜蒌，化痰消痞，如小陷胸汤。半夏配甘遂，消痰泻饮，如甘遂半夏汤。半夏配天麻，化痰息风，如半夏白术天麻汤。半夏配黄连，辛开苦降，如黄连汤。半夏配黄芩，脾肺同治，如半夏泻心汤。半夏配石膏，寒温并用，如竹叶石膏汤。半夏配麦冬，和胃降逆，如麦门冬汤。半夏配干姜，温肺化饮，如小青龙汤。半夏配秫米，和胃安眠，如半夏秫米汤。半夏配夏枯草，调和阴阳，治失眠有良效，《冷庐医话》引《医学秘旨》："余尝治一人患不睡，心肾兼补之药，遍尝不效。诊其脉，知为阴阳违和，二气不交。以半夏夏枯草二味浓煎。盖半夏得阴而生，夏枯草得至阳而长，是阴阳配合之妙也。"

半夏诸多功效，皆体现着力于和，交通上下，引阳入阴，调和阴阳，是阳明太阴和谐之良药也。

经方石膏应用规律探微

石膏常见配伍

张仲景经方中应用石膏的有白虎汤、白虎加人参汤、大青龙汤、麻杏石甘汤、竹叶石膏汤、越婢汤、桂枝二越婢一汤、白虎加桂枝汤和麻黄升麻汤，共9条方。石膏的配伍方法有如下几种：

石膏配麻黄

有大青龙汤、麻杏石甘汤、越婢汤、桂枝二越婢一汤。四方病机均为表寒里热，表邪未解，里有郁热。石膏辛寒，寒可清热，辛助散热；麻黄辛温开表散寒，表开则郁热可透。四方证不同之处只是表寒里热的比例和病位稍有不同而已，临证中稍加鉴别就可以了。

石膏配升麻

有麻黄升麻汤。《伤寒论·厥阴病》篇云："伤寒六七日，大下后，寸脉沉而迟，手足厥逆，下部脉不至，喉咽不利，唾脓血，泄利不止者，为难治，麻黄升麻汤主之。"麻黄升麻汤自古争论甚多，柯琴甚至认为非仲景所作。本方历来临床运用较少，但近几年使用案例渐多，为经方家重视。麻黄升麻汤证病机为上热（肺热）、下寒（脾肾寒），其中石膏清泄肺热，升麻升散郁热。

石膏配知母

有白虎汤、白虎加人参汤。方中石膏辛寒质重，善清透气热；知母苦寒质润，善泻火滋阴。二药合用，既清且透，滋液润燥，为治阳明无形热邪之要药。甘草、粳米益气和中，使泻火而不伤脾胃。石膏配知母属相辅相成，相得益彰。

石膏配竹叶

有竹叶石膏汤。出自《伤寒论·辨阴阳易瘥后劳复病脉证并治》："伤寒解后，虚羸少气，气逆欲吐，竹叶石膏汤主之。"本方由白虎汤化裁而来，白虎汤证为热盛而正不虚，本证为热势已衰，余热未尽而气津两伤。本方证多由热病后期、余热未清、气津两伤、胃气不和所致。治疗以清热生津，益气和胃为主，方中以竹叶、石膏清透气分余热，除烦止呕作为君药，属相须为用。

石膏配人参

有白虎加人参汤。本方证为阳明热盛，津气已伤，有"大热、大渴、大汗、脉洪大"四大证候特点，故须用白虎汤清热养阴，再加人参益气生津，固护胃气。

石膏配桂枝

有白虎加桂枝汤。白虎加桂枝汤证多见于夏日，炎暑蒸人，胃肠本已热化，贪享凉风，寒邪袭表，致表里交病。表为寒束，则热无外泄之机，热势更甚。热既内炽，则更易伤津，津亏无从作汗以解表。唯有投白虎汤以治其本（肠胃之热），酌加少量桂枝以治其标（表证之寒），标本并治，热除津复，汗出表解。

仲景石膏配伍三大思路

寒凉相配

如石膏配知母、竹叶、升麻。其中配知母以清热养阴，配竹叶以清热除烦，配升麻以升散解毒。

寒温相配

如石膏配桂枝、麻黄。其中配麻黄开表以透散郁热，配桂枝走表以解肌祛邪。

清补相配

如石膏配人参，热盛津气已伤，配人参以益气生津。

伤寒袭人，多从皮毛，由表入里，由寒化热。其病变趋势可由方证表述如下：

麻黄汤证：纯表寒，无里热，只用麻黄散表寒。

大青龙汤证、麻杏石甘汤证：表寒里热，用麻黄配石膏，散表寒清里热。

白虎汤证：纯里热，无表寒，只用石膏清里热。

麻黄汤、大青龙汤、麻杏石甘汤、白虎汤反映了病邪由表入里，由寒到热的不同发展过程，如由白虎汤证进一步发展，热与燥屎相结，就会出现热邪内结、谵语等阳明腑实证，则需要用承气汤泄热通腑了。

解表圣药——麻黄

药性如人性。有钱的人，可能财大气粗；有才的人，或许恃才傲物。总之，能力出众的人，大多有点个性，有些棱角，不好相处，一不小心，还会伤人。中药也一样，安全平和的，功效会差些，如防风、荆芥、紫苏等；功效强劲的，可能会有副作用，如附子、细辛、麻黄等。

《伤寒论》里面含有麻黄的方剂有14条，《金匮要略》里有13条，像其中的麻黄汤、大青龙汤、麻黄附子细辛汤等，都是经方中的重要方剂。麻黄这味药，大家都很害怕用，尤其在广东地区，用麻黄非常小心，不敢多用，要用也多用炙麻黄，不用生麻黄。对于麻黄，我也是从不敢用，到试用，到用之顺手，到叹之神效。

关于麻黄的炮制

生麻黄

辛散作用较强，发汗利水作用较强，多用于风寒表实证和风水浮肿。

炙麻黄

水炙麻黄，炒时加清水，辛散作用缓和；蜜炙麻黄，用蜂蜜拌炒，辛散作用减弱，发汗解表、利水等功效减低，润肺、平喘、止咳作用增强。

麻黄绒

将麻黄段碾成绒，主要是为了缓和麻黄的发汗之力，适用于老人、幼儿及虚人风寒感冒。

笔者很少用炙麻黄及麻黄绒，临床常用生麻黄，皆因其力大效宏，用得好多能“一二招中的”。

关于麻黄的功效

现代中药学仅介绍了麻黄的“发汗，平喘，利水肿”功效，但2000多年前的《神农本草经》对麻黄功效描述得比较全面：“主中风伤寒头痛；温疟，发表出汗，去邪热气；止咳逆上气，除寒热，破癥坚积聚。”下面对麻黄的部分功效做一些讨论。

解表圣药

陶弘景说麻黄是“伤寒解肌第一药”，后世本草著作亦称麻黄是“发表第一药”“治感第一要药”。

《经方实验录》记录了民国名医恽铁樵用麻黄治病经历：恽铁樵第二、三两个儿子都因伤寒热病而死，当时他还在上海商务印书馆做编辑，痛定思痛，乃苦攻《伤寒论》者有年。这时，他的四儿子又病伤寒，发热无汗而喘，遍请诸医家，用方不过栀子、豆豉、豆卷、桑叶、菊花、薄荷、连翘、杏仁、象贝之类，服药后，热不退，喘益甚。恽先生着急了，“终夜不寝，绕室踌躇”，一直到天亮，才拿定主意：“此非《伤寒论》‘太阳病，头痛，发热，身疼，腰痛，骨节疼痛，恶风，无汗而喘者，麻黄汤主之’之病而何？”乃援笔书：麻黄七分，桂枝七分，杏仁三钱，炙草五分。持方与夫人云：“吾二儿、三儿皆死于是，今四儿病，医家又谢不敏，与其坐而待毙，曷若含药而亡。”夫人默然。乃配药煎服，药后，喘较平，肌肤有润意，乃更进之，竟得汗出喘平而愈。

消肿要药

中医将水肿称为“水气病”，分风水、皮水、正水、石水和黄汗，《金匮要略》治疗水气病的原则是“腰以上肿发汗，腰以下肿利小便”。对于风水与皮水，麻黄有独到功效，麻黄既能“开鬼门”以发汗，又能“洁净府”以利小便，故向来为实证水肿初起之要药。以水肿为主要表现者，可用麻黄。但分寒热二证，可考虑用麻黄加术汤、越婢加术汤或大青龙汤加减，笔者多次到病房会诊以麻黄为主药退热消肿，疗效满意。

痹证良药

麻黄为痹证要药，仲景乌头汤、桂枝芍药知母汤、麻黄加术汤等治痹名方都有麻黄。《内经》说：“风寒湿三气杂至，合而成痹。”风寒湿相合，性质偏寒，风为寒风，寒、湿皆为阴邪。治风寒湿痹，多以麻黄附子细辛汤为主方，张璐说麻黄得附子则“发中有补”。即使湿热痹、久痹、顽痹，也有用麻黄之时，取其开达腠理，温阳散寒，通畅经络之功。

祛风止痒

麻黄常用于荨麻疹等皮肤过敏性疾患。传统认识是风邪客于皮肤腠理之间，汗出不畅，因而郁遏成湿为邪。小发其汗，则邪去痒止。治荨麻疹常用麻杏薏甘汤或麻黄连翘赤小豆汤，可酌加蝉衣、赤芍、丹皮、防风、荆芥等。如兼里热实证者宜合用清热通腑药，刘河间防风通圣散即用麻黄配防风、荆芥、薄荷祛风于表，大黄、芒硝、栀子、石膏、滑石、连翘、黄芩清泻于里，佐以赤芍、当归、川芎活血，白术燥湿。笔者曾用“桂枝二麻黄一汤”3剂，小发其汗，治愈一个多年以来每到夏季即皮疹瘙痒病人。临床用药，可师其意，不必拘泥于其方。

用于遗尿

用麻杏石甘汤治疗遗尿，最早见于成都中医学院彭宪章先生1978年的报道。他观察6例长期遗尿的患者，都有咳喘咯痰的症状，用麻杏石甘汤后，咳喘平，遗尿亦愈，从而推论其药效机理是肺气壅滞，治节无权。学习彭先生的经验，对肺有痰热者之遗尿，用之确然有效；对肺郁不宣而无热象者，用麻黄30g，甘草30g，蜂房6g，共研细末和匀，一日3次，每次4g，亦效。

温振心阳

麻黄有振奋心阳的作用。李东垣《兰室秘藏》治“客寒犯胃，心胃大痛不可忍”，用麻黄豆蔻丸：以麻黄配伍行气药厚朴、荜澄茄、木香、青陈皮、草豆蔻，活血药红花、苏木、当归等，且麻黄、豆蔻二味在方中用量独大，以之为君，以之名方。邹润安《本经疏证》也说麻黄“通心阳，散烦闷”。诚然，麻黄用于心阳虚、心气虚，其作用不过是振奋一时之阳气，如治心阳虚之本，还需与参、附、桂、姜同用。

破癥坚积聚

麻黄“破癥坚积聚”的记载，出自《神农本草经》。徐灵胎说这是因为麻黄“能深入积痰凝血中，凡药力不到之处，此能无微不到”也。最有力的证据就是清代王洪绪《外科证治全生集》的名方阳和汤，用麻黄与熟地、鹿角胶、肉桂、白芥子、干姜炭、甘草相配伍，治疗阴疽、痰核、流注结块，患处漫肿无头，皮色不变，舌淡苔白，脉沉细者。方中麻黄一方面能开发腠理，发越阳气，宣散肌表血络寒凝郁结，另一方面能消积化瘀，深入癥积，破阴祛疽，实乃治疗癥瘕积聚之良药。

关于麻黄的配伍

麻黄的作用是通过其解表发汗来实现的，不发汗解决不了问题，发汗过多又担心会导致脱水，可谓“成也萧何，败也萧何”，特别是门诊病人或体质敏感病人，回家后如有不适，难以及时和医生沟通，因此不少医生都怵于麻黄发汗过猛。其实不用担心，临床可通过逐步加大麻黄剂量的方法，或通过中药配伍来促进或抑制麻黄的发汗，相当于拧麻黄发汗的“水龙头”。

麻黄配桂枝

桂枝辛温通阳，促进麻黄发汗解表，如麻黄汤，用于外感病初发，患者体质强壮，正邪均盛之证。

麻黄配石膏

石膏辛寒，通过调整两药用量比例，用石膏可制约麻黄发汗，仅让麻黄开表散邪，出汗并不明显，使寒邪闭表所生之郁热，随表解而热去，因此麻黄配石膏可以宣泄肺热。

麻黄配苍术

苍术苦温燥湿，通过调整两药用量比例，苍术也可制约麻黄发汗，突出麻黄的宣肺平喘、利水消肿作用，出汗并不明显，如许公岩先生的苍麻丸。

麻黄配利湿药

麻杏薏甘汤能宣表湿，治寒湿在表；麻黄连翘赤小豆汤治湿热发黄，使郁滞之湿热邪气随表散及下渗而消于无形。因此，麻黄配伍一改变，其作用和功能就会改变。

生姜在《伤寒论》中的量效关系探讨

中药有不少是药食同源的，如生姜就是典型的药食同源植物。或有医者认为生姜在临床处方中可有可无，其实不然。生姜始载于汉末的《名医别录》："味辛，微温。主治伤寒头痛、鼻塞、咳逆上气，止呕吐。又，生姜，微温，辛，归五藏。去痰，下气，止呕吐，除风邪寒热。久服小志少智，伤心气。"医圣张仲景非常重视生姜的运用，在其著作《伤寒论》113方中有39条方含有生姜，或为君药，或为佐使。在临床中若能运用生姜得法，不仅可提高疗效，亦可消除部分药物对胃肠的不良反应，因此，研究生姜的应用规律非常必要，特别是生姜的剂量与疗效的关系。

关于生姜的功效分析

解表益卫

如桂枝汤类方。桂枝汤含有三组方根：桂枝配甘草辛甘以化阳，芍药配甘草酸甘以化阴，大枣配甘草益胃气、养胃阴。生姜在桂枝汤中起两方面作用，一是走表，助君臣之药以调和营卫；二是走里，和胃以温阳益气畅津。本方虽只有5味药，但配伍严谨，散中有补，正如柯琴在《伤寒论附翼》中赞桂枝汤"为仲景群方之魁，乃滋阴和阳，调和营卫，解肌发汗之总方也"。

和胃止呕

如大小柴胡汤。生姜是“呕家圣药”，和胃止呕能力超强。小柴胡汤证“心烦喜呕”，大柴胡汤证“心下急，呕不止”等，临床中无论外邪内犯，还是杂病内伤，均常兼见胃气不和而见恶心、呕吐等胃气上逆的症状，临证用药多加配生姜，用之多验。

温阳利饮

如小半夏汤。本方证因痰饮停于心下，胃气失于和降所致。治宜化痰散饮，和胃降逆。方中用半夏辛温，体滑而性燥，可燥湿化痰涤饮，又能降逆和中止呕，是为君药。生姜辛温，既能降逆止呕，又可温胃利饮，且制半夏之毒，是臣药又兼佐药之用。二药相配，使痰祛饮化，逆降胃和而呕吐自止。仲景所创该方，对于后世痰饮呕吐或胃气上逆证的治疗具有重要的指导意义，已成为祛痰化饮或和胃降逆止呕的经典配伍组合。

散结消痞

《伤寒论》157条：“伤寒汗出，解之后，胃中不和，心下痞硬，干噫食臭，胁下有水气，腹中雷鸣下利者，生姜泻心汤主之。”生姜泻心汤即由半夏泻心汤加生姜四两而成，故临床使用生姜泻心汤必见半夏泻心汤的“痞”。何为“痞”？仲景讲得非常清楚，痞即是“满而不痛，按之濡”。《胡希恕讲伤寒杂病论》中说：“临床所见干噫食臭症状，用半夏泻心汤难以治愈，必加生姜。”确是经验之谈，可见生姜擅长和胃降逆，散结消痞。

温胃益气

取生姜辛散温通阳气，配甘药治虚劳虚寒里急的腹痛。如温建中气的小建中汤、黄芪建中汤之类；配伍温补之品，以治血虚寒结的腹痛。如温血散寒之当归生姜羊肉汤；配伍炙甘草、大枣以温养胃气，资营血之源，而治气血不足，心力不继，脉结代、心动悸之炙甘草汤，以益气滋阴，通阳复脉。

和胃解毒

生姜可制半夏毒性，如小半夏汤、小柴胡汤等；可制羊肉之膻味，如当归生姜羊肉汤；此外，生姜还可解鱼蟹之腥毒，已广泛用于民间食疗方。

关于生姜的剂量分析

在《伤寒论》中共有35条方在主方中用到生姜，用量最多者用至八两，最少仅用六铢（一两为24铢），可见仲景用生姜，针对不同的方证，用量非常讲究，对证十分精准。

生姜用三两的方剂（共20方）

主要是桂枝汤类方，如桂枝汤、桂枝加葛根汤、桂枝加厚朴杏子汤、桂枝加大黄汤、桂枝加附子汤、桂枝加芍药汤、桂枝去芍药汤、桂枝去桂枝加茯苓白术汤、小建中汤等。如桂枝汤证"头痛，发热，汗出，恶风，脉缓"，用生姜之辛，佐桂枝以解肌表，助桂枝甘草以益卫，助芍药甘草以畅津，合全方共奏祛风解表，调和营卫之功效，治疗太阳表虚证。此外，小柴胡汤、大青龙汤、桂枝附子去桂枝加白术汤也是用生姜三两，如桂枝汤证的"干呕"，小柴胡汤证的"喜呕"，葛根加半夏汤证的"但呕者"，主要起和胃降逆止呕的作用。

生姜用四两的方剂（共2方）

有生姜泻心汤和桂枝新加汤。如桂枝加芍药生姜各一两人参三两新加汤（桂枝新加汤），生姜用量比桂枝汤多一两达四两，意在加强温胃益卫之力。《伤寒论》第62条："发汗后，身疼痛，脉沉迟者，桂枝加芍药生姜各一两人参三两新加汤主之。”发汗后，身复疼痛，为外未解，法宜桂枝汤发汗以解之。但如果见脉沉迟，为胃气津两虚，只凭“草枣”平淡之品已无力振兴胃气，故加补中有力的人参和温中健胃的生姜以复胃气，更加芍药以滋津液，祈能温养肌腠。

生姜用五两的方剂（共3方）

有大柴胡汤、旋覆代赭汤及当归生姜羊肉汤。如大柴胡汤证的“心下急，呕不止”，旋覆代赭汤证的“伤寒发汗，若吐、若下、解后，心下痞硬，噫气不除者”，当归生姜羊肉汤证的“寒疝，腹中痛，及胁痛里急者”，生姜均用至五两，主要体现在加强和胃降逆止呕的作用。

生姜用六两的方剂（共1方）

有吴茱萸汤。如“食谷欲呕，属阳明也，吴茱萸汤主之”“干呕，吐涎沫，头痛者，吴茱萸汤主之。”吴茱萸汤证的呕吐比较厉害，因此生姜用至六两以加强降逆和胃止呕之功效，配合吴茱萸、人参、大枣等具有温中补虚，降逆止呕之功效。主治肝胃虚寒，浊阴上逆证。症见食后泛泛欲吐，或呕吐酸水，或干呕，或吐清涎冷沫，胸满脘痛，巅顶头痛，畏寒肢冷，甚则伴手足逆冷，大便泄泻，烦躁不宁，舌淡苔白滑，脉沉弦或迟等症。临床常用于治疗慢性胃炎、妊娠呕吐、神经性呕吐、神经性头痛、耳源性眩晕等属肝胃虚寒者。

生姜用八两的方剂（共3方）

有厚朴生姜半夏甘草人参汤、小半夏汤和当归四逆加吴茱萸生姜汤。如“发汗后，腹胀满者，厚朴生姜半夏甘草人参汤主之”。症见腹胀满，心下痞满，纳差，呕吐，苔薄白或白腻，脉无力等症。本方证重在消而不在补，可谓“七消三补”，因此人参和甘草用量宜小，以免胀气滞气。

其他用量（共7方）

有桂枝麻黄各半汤、柴胡加芒硝汤用生姜一两，桂枝二越婢一汤用生姜一两二铢，桂枝二麻黄一汤用生姜一两六铢，柴胡桂枝汤及黄芩加半夏汤用生姜一两半，麻黄连翘赤小豆汤用生姜二两等，生姜用量少，主要是用于表郁轻证，配合桂枝、麻黄、柴胡等解表药，轻佐以益卫散邪。即所谓病重药亦重，病轻药亦轻也。

关于生姜的量效关系

生姜辛温，辛能散能走，温能助阳温阳，其作用部位既可在表也可在里。生姜用量较少时（二两以下），仅在表助桂枝、麻黄等解表药祛邪解表，调和营卫，多用于表郁轻证，如桂枝麻黄各半汤。生姜用量中等时（三至四两），既可走表，解表散寒，调和营卫，又可走里，配合半夏大枣等和胃利饮，降逆止呕，如小柴胡汤。生姜用量较大时（五两以上），主要作用在里，起温胃止呕、温中降逆、温阳利饮、温阳补中的作用，如小半夏汤、旋覆代赭汤、厚朴生姜半夏甘草人参汤等。生姜为“呕家圣药”，因此，胃气不和、胃气上逆越厉害，呕逆症状越严重，仲景用生姜的剂量也越大。莫枚士在《经方例释》说：“在表易发,在里难发。”治胃气上逆等里证，生姜用大剂量是至理，在临床上也得到了验证。

浅谈附子在经方中的应用

附子自古以来就是一味重要的中药，秉天地之阳气，具有雄厚独特的扶阳散寒之功。其性峻猛，应用得当疗效显著，若应用不当，也会“毒发”伤人。明代名医张景岳把附子列为“药中四维”之一，尝谓：“夫人参、熟地、附子、大黄，实乃药中之四维……人参、熟地者，治世之良相也；附子、大黄者，乱世之良将也。”古代医家畏附子如猛虎者也不乏其人，如清代张隐庵在《本草崇原》中所说：“甚至终身行医，而终身视附子为蛇蝎，每告人曰：附子不可服，服之必发狂，而九窍流血；服之必发火，而痈毒顿生；服之必内烂五脏，今年服之，明年毒发。”只要了解附子特性和使用方法，附子不但安全，而且好用。

可以说，张仲景是善用附子第一人，《伤寒论》中用附子者有20方，37条；《金匮要略》中用附子有11方，16条。以下就经方中附子的应用特点及规律做一些探微，以求抛砖引玉。

关于附子的功效

附子系毛茛科植物乌头的侧根（子根），以四川的江油市和布拖县出品为最佳。

附子首载于《神农本草经》：“主风寒咳逆邪气，温中，金疮，破癥坚积聚，血瘕，寒湿痿躄，拘挛膝痛，不能行步。”

《本草正义》云："附子，本是辛温大热，其性善走，故为通十二经纯阳之要药，外则达皮毛而除表寒，里则达下元而温痼冷，彻内彻外，凡三焦经络，诸脏诸腑，果有真寒，无不可治。"历代医家无不对附子推崇备至。

附子大辛、大热，有毒。具有激发阳气、扶阳抑阴、引药达经、通脉开滞、伏火归肾之功效。主治阴盛阳衰引起的四肢厥逆、风寒湿冷痛证及癥瘕积聚等。主要表现为鼓舞和扶助阳气，起到回阳救逆、温阳解表、温阳止血、温阳利水、温阳通痹、温阳散寒、温阳止痛、温阳散结等作用。附子是主治虚寒阴证的要药，几乎没有可代替之药，用得好有桴鼓之效，用得不好也可能有毒副反应。因此，识附子、用附子是中医临床用药绕不过的一道坎。

关于附子的指征

民国名医恽铁樵说："附子最有用，亦最难用。""最有用"，是说附子能够救人于危急存亡之际，被称为回阳救逆第一品药；附子又能强壮健体，所谓通行十二经，内温脏腑骨髓，外暖筋肉肌肤。许多名医，以擅用附子出名，如明代浙江名医严观，常用姜汁制附子，人称"严附子"。近代四川名医祝味菊先生也擅用附子，20世纪30年代在上海行医，经常用附子救治危急重症，雅号"祝附子"。"最难用"，有两层意思，一是指附子的应用范围十分广泛，附子证难以辨识，不是在危急之际错失良机，就是因为治不对证而不见功效；二是指附子有毒，内含乌头碱，如果用不对证或过量使用，不仅无效，甚至出现毒副反应，严重者可危及生命。

张仲景用附子主要在少阴病。《伤寒论》281条："少阴之为病，脉微细，但欲寐。"强调了用附子的两要点。结合后世诸医家用附子经验，附子使用指征之重点可概括为3个字：舌，脉，神。一是舌暗淡质润，口淡不渴，渴喜热饮，如《伤寒论》附子汤条所谓“口中和”。二是脉象当为沉微细弱无力，即“脉微细”；若寒邪盛者，脉当沉紧，正所谓“脉硬”。三是精神不振，甚则精神萎靡，似睡非睡，似醒非醒，正所谓“但欲寐”。

关于附子的用量

如何正确掌握附子的用量，在临床上十分重要。综合来看，仲景在汤剂中用生附子最大量为大者一枚，一般量为一枚，用炮附子最大量为三枚，一般量为一枚。最大顿服量不论生附子、炮附子，均为一枚。附子在丸、散中的最大量虽分别达六两、十枚，但由于是分多次服用，所以每次服用的剂量实际不大。

《伤寒论》中用生附子的方剂有干姜附子汤、四逆汤、茯苓四逆汤、通脉四逆汤、四逆加人参汤和通脉四逆加猪胆汁汤等，其用量均不超过一枚，主要作用是回阳救逆。

用炮附子二到三枚的方剂有桂枝附子汤、去桂加白术汤、甘草附子汤和附子汤等，主要作用是温阳散寒，祛湿止痛。附子用量最大的方剂在《伤寒论》中是桂枝加附子汤，在《金匮要略》中是大黄附子汤方，其附子用三枚。

用炮附子一枚的方剂有桂枝加附子汤、桂枝去芍药加附子汤、芍药甘草附子汤、真武汤、附子汤、附子泻心汤、麻黄附子细辛汤、麻黄附子甘草汤和乌梅丸等，主要作用是温补阳气。

此外，还有《金匮要略》肾气丸，用少量附子，主要作用是助气化，取少火生气之意。

关于附子的配伍

总结历代医家附子配伍特点有二：一是两种功效类似的药物配伍，如通过辛热同施、母子相生，用以增强原有药物的功效。如与干姜配伍组成干姜附子汤，与白术配伍组成白术附子汤，与桂枝配伍组成桂枝附子汤，与麻黄细辛配伍组成麻黄细辛汤等。

二是通过配伍与附子在性味、功能、作用趋向上对立的相关药物，使它们既互相制约又相互促进。与甘草配伍组成甘草附子汤、四逆汤，与大黄配伍组成大黄附子汤，与芍药配伍组成真武汤，与人参配伍组成附子汤、四逆加人参汤，与茯苓配伍组成茯苓四逆汤，与黄连黄芩配伍组成附子泻心汤等。

仲景用附子多配伍姜、草，正如陶弘景在《本草经集注》中说："俗方每用附子须甘草、人参、生姜相互配合者，正制其毒也。"有实验表明，单用附子具有较大毒性，而四逆汤（附子、干姜、甘草）毒性大为减轻，其原因为甘草中的主要成分甘草酸可与附子中所含的生物碱结合形成难溶的盐类。

生附子多与干姜配伍，炮附子多与生姜配伍。但小青龙汤中的加减方却是干姜与炮附子配伍。芍药甘草附子汤中没有姜，干姜附子汤则无甘草。此是常中有变，故需注意知常达变。

按"十八反"中药配伍规律，附子与半夏、瓜蒌、贝母、白及、白蔹相反相恶，临床用药需借鉴和注意，但并非戒律，如《金匮要略》附子粳米汤即附子与半夏同用，笔者临证中亦经常附子与半夏配用，安全可靠。

关于生附子与炮附子

《中药大辞典》只言制附子不谈生附子，仅引用《本草纲目》云："附子生用则发散，熟用则峻补。生用者，须如阴制之法，去皮脐入药；熟用者，以水浸过，炮令发坼，去皮脐，乘热切片再炒，令内外俱黄，去火毒入药。又法：每一个用甘草二钱，盐水、姜汁、童尿各半盏，同煮热，出火毒一夜，用之则毒去也。"

因生附子毒性大，现多外用，药房一般不提供。附子经加工炮制后，毒性降低，便于内服；即为制附子或炮附子，现药房提供的多为黑顺片。生附子以回阳救逆、散寒止痛擅长，用于亡阳虚脱，肢冷脉微，寒湿痹痛等证，如干姜附子汤、四逆汤、通脉四逆汤、白通汤、白通加猪胆汁汤、四逆人参汤、茯苓四逆汤等，均用生附子。炮附子则以温暖肾脾，温阳补火取胜，用于心腹冷痛，虚寒吐泻，冷积便秘，或久痢赤白等证，如桂枝附子汤、白术附子汤、麻黄附子细辛汤、附子理中汤、附子泻心汤、大黄附子汤、金匮肾气丸等，均用炮附子。

仲景用附子有一规律，凡取其回阳救逆、散寒止痛之功,则附子生用，凡取其温阳补肾、温经逐湿止痛之功，则均炮用。

关于附子的煎服法

仲景用生附子必入汤剂，而用炮附子则有汤、丸、散3种剂型。用汤剂者，皆以3份水煎至1份药液时服用，而具体服法又有"顿服""分温再服""分温三服""日二服""日三服"等不同服用方法。其顿服者1方，为干姜附子汤；分2次服者6方，为四逆汤类方，分3次服者10方，为附子汤等；分4次服者1方，为真武汤。具体每一种服法，又与其方之治疗大法相因为用，相互补充。

"顿服"法

一次服下，药力集中，起效快速，仅用于回阳救急，如干姜附子汤治疗大汗后亡阳。

"分温再服"法

进药间隔时间比较短，药力亦集中，主要用于回阳救逆之方中，如四逆汤。

"分温三服"法

服药间隔时间不长（不拘于半日），意在使药力接续，主要用于以驱邪为主的有关方剂中，如去桂枝加白术汤。

"日二服""日三服"法

服药间隔时间较长，意在使药力持久起效，主要用于扶正或扶正以驱邪的有关方中。由此可见仲景用药之匠心。

关于附子的减毒方法与中毒救治

仲景在如何减少附子毒性反应方面，积累了很多行之有效的方法，至今仍在临床运用。一是在配伍方面，附子多伍用干姜、甘草，用姜草以制约其毒性；二是在剂型上多用汤剂以减其毒性，在33条含有附子的经方中有27方是汤剂，意在通过长时间煎煮减弱附子毒性；三是除回阳救逆用生附子外，其余均用炮附子，意在减轻其毒性；四是在服法上，主张分次给药（干姜附子汤除外），意在防止药物一次进入体内过量而引起中毒。仲景以种种苦心警示和启示后人，因此，后世善用附子者，大都特别强调附子的煎煮时间（尤其是生附子、大量附子），有时煎煮时间可长达2小时以上。

附子中毒如果症状较轻者，可以通过口服甘草、绿豆煎汤及用利尿、泻下等方法促使其排出体外，但中毒症状严重者，当急送医院抢救治疗。

中药的动静之性探微

动静是古代医家综合中药的多种性能，针对动静辩证而产生的药性指归。实质上，所谓的动药、静药往往和药物的走守之性相联系。明代张景岳在《景岳全书》中明确提出药性有走守动静之异，认为“药有阴阳……性动而走为阳，性静而守为阴”“气味之动静，静者守而动者走。”动药属阳，静药属阴。

从中药的性味看药之动静

中药性味包括四性和五味，四性是指寒、热、温、凉四种不同的药性，是依据药物作用于机体所发生的反应归纳出来的。五味是指辛、苦、甘、酸、咸五种不同的药味。辛能散能行，有发散解表、行气行血的作用，苦能泄能燥能坚，有清泄火热、泄降逆气、通泄大便等作用，一般属动药。解表药、行气药、活血药多具辛味，故辛味药多用治外感表证及气滞血瘀等病证。甘能补能和能缓，有滋补和中、调和药性及缓急止痛的作用。酸能收能涩，有收敛固涩的作用，一般属静药。动，即有走动的特性，如辛散、渗利、活血等，多用于实证。静，有宁静的特性，如酸涩、温补、缓急等，多用于虚证。

从中药的升降浮沉看药之动静

升降浮沉是相对药物作用的趋向而言。升是上升，降是下降，浮是发散上行，沉是泻利下行。升浮药上行而向外，有升阳、发表、散寒等作用。凡气温热，味辛的药物大多有升浮作用，如麻黄、桂枝之类。凡气寒凉，味苦酸的药物，大多有沉降作用，如大黄、黄柏之类。一般来说，药性升、浮为动药，性走而不守；药性沉、降为静药，性守而不走。

附子为阳中之阳，其性浮而不沉，其用走而不守，通行十二经脉。肉桂专补命门之火，守而不走，其妙更在引龙雷之火下行，以安肾脏。附子得肉桂坚守命门之性，虽通行三焦而不能飞越；肉桂得附子之走散，除脏腑之沉寒，三焦之厥逆，温补而不呆滞。两者既走又守，相互配伍，可谓各得其用，相得益彰。

从中药的功效看药之动静

中药从功效来看也有动静之分，一般说来，补气养血健脾之药谓之静药，调气活血之药谓之动药。“走”是指药性作用广泛而动速之义，“守”是指药性作用局限而持久之义。如生姜味辛而温，气味较薄，以发汗散邪为主，作用迅速而不持久，故《药品化义》说“生姜主散”；干姜辛热，气厚味薄，体质收束，重在走里温中而散里寒，作用较为持久，故徐灵胎说“干姜能散而能守”；炮姜为干姜炮制而成，其辛味已去，故增苦味，其性温和，重在温中止泻止血，作用温摄和缓，故张元素谓：“炮姜止而不移”。于是有生姜走而不守，干姜能走能守，炮姜守而不走之说。

动与静因药用部分不同而变化，比如当归，归尾走（活血破血），归身守（补血养血）。动与静因炮制方法不同而变化，比如大黄，生用则动（通腑），制炭则静（止血）；荆芥生者动（疏表），制炭则静（止血）等。

从方剂配伍看药之动静

临床组方用药，动静结合相伍十分普遍。一般来讲，动静相伍，静药量宜大，动药量宜小。阴主静，阳主动。“阴在内阳之守也，阳在外阴之使也”，重用静药，乃是阴为阳之基，无阴则阳无以生；轻用动药，因为阳生则阴长，阴得阳则化。比如健脾益气常用的四君子汤，为静药。如脾虚兼气滞可加陈皮而变成异功散，陈皮理气燥湿化痰，为动药。异功散在健脾益气之余，既可散气滞，又可防参术草等补益药碍脾生滞。两方只一味之差，而功用就有所不同。又如四物汤功在补血调血，用于妇人营血虚滞之月经不调时，若经前腹痛、量少、色紫、有血块，可重用川芎或加丹参、红花等药活血调经。

从临床实践看药之动静

岳美中先生是中医大家，临证善以动静结合治顽病。在《岳美中医话集》有如下精彩记录：“回忆解放前吾乡有一翟老医生，医术高超，乃孙从其学。一日归语老医云：治一归脾汤证患者，予四剂不效，奈何？老医嘱其察舌，回报舌苔白腻，令加大木香用量予服，三剂而愈。怪而问之，老医释曰：归脾汤属静药方，内中木香仅用几分，焉能动之。药不流动，白腻之苔自不能化，越用越阴湿，病越不能愈。故一改木香用量，阴得阳化，而病即瘳。

以后其孙又遇一例，遂将木香放胆用之，又不效，归问何故？老医嘱再察病人舌，见苔白而薄，遂曰：此脾阴不足之象，焉能再动之燥之，徒加木香，脾阴更虚，拟先加山药一两，养其脾阴，服至舌苔厚腻后，再加重木香，则可痊愈。孙用其言，病又获愈。由此可见阴静阳动，阴阳维系，关系方药实大。”

话说中药副作用

俗话说“是药三分毒”，无论中药还是西药，都应该在医生指导下服用，“取药之长，避药之短”。

中药“毒性”主要体现在两方面，其一是毒性，其二是偏性。中药毒性如砒霜、水银、马钱子之类，毒性大，但对部分顽固疾病，用得好的话却可以出奇效。如哈尔滨医科大学附属第一医院张亭栋教授是全国使用民间偏方——砒霜治白血病的第一人，研制出的三氧化二砷注射液对急性早幼粒白血病（APL）的临床治愈率达91%。中药的另一种“毒性”其实是中药的“偏性”，即中药的性味之甚者，如大热之附子，大散之细辛，大泻之巴豆等。除去确实有毒的中药，临床常用中药副作用主要是由如下几方面原因引起的。

中药的偏性过烈

中药的偏性，也就是中药的“四性五味”，古时候就把这个偏性称作“毒性”。所谓“毒药”在古代医药文献中就是这些药物的总称。如《周礼·天官》云：“医师掌医之政令，聚毒药以供医事。”明代大医学家张景岳云：“药以治病，因毒为能，所谓毒药，是以气味之有偏也。盖气味之正者，谷食之属也，所以养人之正气。气味之偏者，药饵之属也，所以去人之邪气。其为故也，正以人之为病，病在阴阳偏胜耳。是凡可辟邪安正者，均可称为毒药，故曰毒药攻邪也。”以上论述，解释了毒药的广义内涵，并阐明了毒性是药物的性能之一。药是一种偏性，中医治病用的就是中药的“毒性”即偏性。“以偏治偏”或者说“以毒攻毒”就是中医用药物治病的基本原理。有些中药偏性太甚，患者体质太敏感，用药时机掌握不太好，就有可能出现所谓的副作用。

不遵守中药使用指征

20世纪日本著名的“小柴胡汤事件”即是明证。经过大量研究，1994年日本厚生省对小柴胡汤改善肝功能障碍的功效予以认可，将小柴胡汤作为肝病用药被正式收入国家药典，小柴胡汤成了肝病患者治疗的首选药物，加上药厂的大力宣传推介，日本出现百万名肝病患者同服小柴胡汤的盛况，不做中医辨证，不问体质，且长时间服药贯穿肝病治疗全过程。例如，一患者连续3年服用，累积服用了7.5千克小柴胡汤颗粒。1995年，小柴胡汤制剂的年销售额超过当年日本医疗保险范围内147种汉方制剂总销售额的25%。自厚生省认可小柴胡汤有治疗肝病功效以来的2年内，有88名慢性肝炎患者因服用小柴胡汤而致间质性肺炎，其中10例死亡，这就是当年著名的“小柴胡汤事件”。自此以后，日本汉方制剂使用转向理性。其实，在中国滥用中成药事件也是存在的。

中药饮片质量不过关

中药饮片质量不过关多由如下几方面因素造成：一是药材品种问题。药材品种关系到药材的真假优劣，一药多源、形态相似、真假易混、质量有别、药效不一是长期以来制约中药质量的重要因素。二是中药产地问题。中药材的生长和分布离不开合适的自然环境，这些自然环境对其质量的影响非常重要，因此自古推崇道地药材是有道理的，如吉林人参、宁夏枸杞、云南三七、四川黄连、贵州天麻、广东砂仁等道地药材，因为其生态环境适宜，所以药效成分较高。三是中药材的采收季节和方法等对药物质量也有着密切的关系。中药材在不同的生长阶段，其药物成分是不同的。所以，历代中医药家为了保证药材的质量，便总结出一系列的中药采收时间原则：根及根茎类一般在秋、冬至春初采收，茎木类一般在秋、冬两季采收，皮类一般在春末夏初采收，叶类一般在花开前或果实未熟前采收，花类一般在含苞待放或初开时采收，果实一般在成熟或近成熟时采收，全草一般在茎叶茂盛时采收，等等。四是加工炮制问题。中药材采收后，多数要经产地加工，以达到商品规格，保证药物质量。如厚朴经“发汗”后，油性大，气香，味浓，临床用于燥湿化痰、下气除满效佳，不经“发汗”者效差。五是中药的贮藏保管问题。贮藏保管对中药品质亦有直接的影响，如果贮藏保管不当（如贮藏时间、光照、温湿度、污染等），药材就会产生不同的变质现象，降低中药质量和疗效。

中药的临床使用不当

中医讲究辨证施治，“有是证，用是药”。如麻黄，有发汗解表，宣肺平喘，利水消肿等功效，是临床很常用的中药。除选择优质的药材、规范的炮制等因素以外，临床用麻黄要重视适应证、剂量、药物配伍、煎煮方法、服用方法等，这些都非常重要，否则可能会出现诸如大汗淋漓、心烦失眠等副作用。如麻黄的配伍方面，麻黄配桂枝，桂枝辛温通阳，会促进麻黄发汗解表；麻黄配石膏，石膏辛寒，会制约麻黄发汗，仅让麻黄开表散邪，出汗并不明显；麻黄配苍术，苍术苦温燥湿，也会制约麻黄发汗，仅让麻黄利水消肿，出汗并不明显。又如大黄苦寒泻下，如大黄不煎煮，仅用沸水浸泡（麻沸汤渍之），取其轻清上升之气，可消上焦之热痞，如大黄黄连泻心汤；大黄如久煎，几乎没有多少泻下作用，而活血泄热之性凸显。因此，熟悉中药药性特点，通过合理的配伍及煎煮，可让中药发挥其治疗特性。

药物是医生用来治病的“武器”，用得好，可以杀敌，用得不好，也可伤人。武器好坏是一方面，更重要的是使用武器的人：如何挑选武器，熟悉武器，使用武器。

第三部分

经方源流方证探微

话说栀子豉汤

《伤寒论》113方中，单味药物方剂有4首，如文蛤散、甘草汤等，两味药物方剂有10首，如甘草干姜汤、芍药甘草汤等，三味药物方剂有22首，如调胃承气汤、四逆汤等。《伤寒论》中3味药及以下的方剂共有36首，占113首方剂中的31.86%，可见此类“小方”占的比例是比较高的。《素问·标本病传论》云：“间者并行，甚者独行。”“甚者独行”是指病势深重时，应采取有针对性的治疗措施，或独治其标，或独治其本，解决疾病的关键所在，不必标本新旧各证兼顾。简单来说就是只用一二味药，用较大剂量，药简力宏，针对靶点，直捣黄龙，直达病所，解决主要问题，即所谓的“斩首行动”。

栀子豉汤只有栀子、香豉两味药，非常简单不起眼，我一直对它不重视，觉得这条小方能治病吗？直到近来才有改观。

郝万山教授讲《伤寒论》时讲到一个病案：20世纪五六十年代，首都“五一”要组织游行，郊区的村民天不亮就出发，走到广场就快中午了，也饿了渴了，就吃了自带的干粮，然后随便接点凉的自来水就大口大口地喝了，当时没事，回家后感觉胸部不舒服，还咳嗽，以后每年从“五一”节开始咳嗽，一直咳嗽到国庆节左右才好转，经过多方治疗也没有太大的疗效。有一次找到刘渡舟，给开的方子就是栀子豉汤原方，那个病人不相信似的，说在别在大夫那开药都是大包小包的，这里开的药就一点点，和茶叶包似的，老先生木讷地说试试吧，喝了果然症状就消失了。

《伤寒论》76条："发汗吐下后，虚烦不得眠，若剧者，必反复颠倒，心中懊侬，栀子豉汤主之。若少气者，栀子甘草豉汤主之；若呕者，栀子生姜豉汤主之。

"栀子十四个，擘，香豉四合，绵裹。上二味，以水四升，先煮栀子，得二升半，内豉，煮取一升半，去滓，分为二服，温进一服，得吐者，止后服。"

栀子豉汤的栀子，性味苦寒，体轻上浮，既可清宣胸膈郁热，又可导火热下行；香豉气味轻薄，既能解表宣热，又可和降胃气。二药配伍，清中有宣，宣中有降，为清宣胸膈郁热、治虚烦懊侬之良方。若兼少气者，加甘草以益气和中；若兼呕者加生姜，既可降逆和胃止呕，又可协助栀子、香豉以散火郁。

先煮栀子，后纳香豉，意在栀子取其味，香豉取其气，香豉气味轻薄，久煎则失掉宣散之功。

就栀子豉汤方证的病机而言，医家们大都认为是"火郁"所致。本方所主之烦，仲景用"虚烦""烦热"来描述，并兼见"胸中窒"或"心中结痛"，这也是区别于其他方证的特异性所在。具体地说，"虚"是与"实"相对来说的，说明里无实证，是相对于承气类方证、大柴胡汤证心下拒按，坚硬满痛而言。清初三大医家之一的吴谦说："未经汗吐下之烦，多属热，谓之热烦；已经汗吐下之烦，多属虚，谓之虚烦。"

因热为阳邪，性本上窜，故本方多用于上半身虚热心烦不寐证，如扩大运用于下半身疾病时应与二妙散对比，二妙散所主为湿热并重。单纯热邪多上走，湿与热相合则可能下流，致下焦湿热，栀子豉汤所主则偏于热盛。仲景治疗黄疸的方剂不少，亦可用栀子豉汤化裁治疗黄疸，吴谦在《医宗金鉴》中说：“伤寒身黄发热者，设有无汗之表，宜用麻黄连翘赤小豆汤汗之可也；若有成实之里，宜用茵陈蒿汤下之亦可也；今外无可汗之表证，内无可下之里证，故惟宜以栀子柏皮汤清之也。”栀子柏皮汤治湿热之黄疸，为后世温病学派的湿温证治开了先河。

栀子豉汤可单用，亦可合方运用，如时方中的连朴饮、桑杏汤、葱豉桔梗汤等便含有栀子豉汤。近期我在临证中凡是见胸有窒热，出现心烦不寐等虚热证的，多合用栀子豉汤以宣透郁热，效果良好。

五苓散与猪苓汤方证鉴别

从原文上鉴别

五苓散

《伤寒论》对五苓散证的论述有太阳病篇中的71条至74条，霍乱病篇中的386条也有论述。其中71条和74条被认为是五苓散证比较有代表性的条文。

71条："太阳病，发汗后，大汗出，胃中干，烦躁不得眠，欲得饮水者，少少与饮之，令胃气和则愈，若脉浮，小便不利，微热消渴者，五苓散主之。"太阳病发汗不得法，造成汗出太过，伤及胃津，阴不制阳而出现烦躁失眠。这个时候，不能牛饮，应少少与饮之，令胃气平和，就没事了。如果出现脉浮微热的表证，又出现小便不利的里证，应用五苓散以化气利水。所谓消渴者，不是阳明热盛伤阴，而是饮停下焦，津不上承导致的。

74条："中风发热，六七日不解而烦，有表里证，渴欲饮水，水入则吐者，名曰水逆，五苓散主之。"本条明确说五苓散证是太阳病表里不解，为水饮内盛，停于下焦，不能化为津液上承，所以口渴；如果过多饮水，会导致水入则吐。

猪苓汤

猪苓汤证出现在《伤寒论》阳明病篇中的223条："若脉

浮发热，渴欲饮水，小便不利者，猪苓汤主之。”此条与71条很相似，鉴别的关键是，如果过多饮水，五苓散证会出现“水入则吐”，猪苓汤则不会。

少阴病篇中的319条也有论述：“少阴病，下利六七日，咳而呕渴，心烦，不得眠者，猪苓汤主之。”此是指少阴热化证，下利太过伤津，阴虚阳亢，而出现以上诸症。

从病位上鉴别

如果从水饮内停的范围来看，五苓散证应为全身性的水液代谢失常，可出现饮停上中下三焦；而猪苓汤证则侧重于泌尿生殖系统为主的下焦水热互结。

从病性上鉴别

五苓散用辛温的桂枝和甘温的白术，又用白饮和服，服后又要求患者多饮暖水，其方证性质应偏寒；而猪苓汤中弃性温之桂枝、白术，加用性寒的滑石，其方证性质则偏热，并且方中还有阿胶，可育阴清热，可用于治疗尿血（或为肉眼血尿，或为镜下血尿），而五苓散证多无尿血，这也是二方的重要鉴别点。

从方证上鉴别

五苓散证可有表证，如脉浮身热汗出，而猪苓汤则忌用于汗出过多之时，如《伤寒论》224条说：“阳明病，汗出多而渴者，不可与猪苓汤，以汗多胃中燥，猪苓汤复利其小便故也。”水饮内停之呕吐严重者可考虑用五苓散，而阴虚阳亢出现烦躁不寐时则选猪苓汤。二方证虽然都有小便不利，但其内涵不一样，五苓散证的小便不利为“憋得慌”，表郁不解，饮停下焦，尿液排出困难。猪苓汤证的小便不利则是膀胱里有热且尿量不多（因津伤），水热互结，排尿涩痛难受。五苓散证多合并有下腹胀闷难受（膀胱里尿液排出不畅），猪苓汤证则多无下腹胀闷（膀胱里尿量不多）。

从方药上鉴别

五苓散组成有白术、茯苓、猪苓、泽泻、桂枝，猪苓汤组成有猪苓、茯苓、泽泻、阿胶、滑石。二方均有猪苓、茯苓、泽泻以利水去饮，五苓散用桂枝解表通阳以利水消饮，而猪苓汤则以养阴清热利尿为法，使邪热下泄而病愈。此外，五苓散中苓桂合用，可平冲逆，以头痛、眩晕等气机上冲症状者为宜；而猪苓汤中含有滑石、阿胶，对于泌尿道炎症黏膜受损更有特长。日本汉方医家相见三郎用五苓散与猪苓汤合方治疗肾炎蛋白尿而取得良效的经验，值得借鉴，所谓他山之石，可以攻玉也。

从六经上鉴别

五苓散证偏于风寒在太阳膀胱水府，可合并表证，属于太阳经腑同病。冯世纶教授认为五苓散证为太阳阳明太阴合病，可供临床参考。猪苓汤证偏于阳明热盛伤阴或少阴热化证，一般无表证。当然后世对此也有争论。二方证在临床中均常用，可通过二方加减治疗复杂病变，常可取得良效。

从剂型及煎服法上鉴别

五苓散煎服法：“上五味，为散，白饮和服方寸匕，日三服，或生料煎服，温覆取微似汗。”五苓散为散剂，“散者，散也”，即散剂的外散之力强，意在宣散表邪，使太阳表郁得以宣散，使表邪外解，则太阳腑膀胱气化功能恢复，尿液排出得以畅顺。

猪苓汤煎服法："上五味，以水四升，先煮四味，取二升，去滓，内阿胶烊消，温服七合，日三服。"猪苓汤为汤剂，"汤者荡也"，意为服后取效迅速，利水养阴清热，能快速荡涤侵入膀胱之邪热，使邪去而正安。

桂枝汤与银翘散

桂枝汤与银翘散，似乎很难将它们联系在一起：桂枝汤为伤寒方，银翘散为温病方；桂枝汤辛温解表，治太阳中风证，银翘散辛凉解表，治风热犯卫证。

《温病条辨》的第一方是桂枝汤，第二方是银翘散。两方证都可见发热、汗出、舌苔薄、脉浮等症。但两方证性质完全不同，一治伤寒，一治温病。伤寒与温病初起，区别正如《伤寒论》第6条所言："太阳病，发热而渴，不恶寒者，为温病。"即伤寒恶寒而不渴，温病渴而不恶寒。如下试述两者的区别和联系。

桂枝汤与银翘散的作用地位

桂枝汤为仲景群方之魁，在《伤寒论》和《金匮要略》中以本方及其加减方的形式反复出现，其变方之多是其他方子难以比拟的，所以被历代医家广为推崇，并被誉为古今第一方。柯琴对桂枝汤有极高评价："为仲景群方之冠，乃滋阴和阳，调和营卫，解肌发汗之总方也。"仲景方共200余首，桂枝汤及其加减变化而出者，有30左右，约占1/7。银翘散出自《温病条辨》，是吴鞠通论治温病所创第一方，具有辛凉透表、清热解毒的功效，主要用于治疗风热感冒，症见发热头痛、口干咳嗽、咽喉疼痛、小便短赤等。《温病条辨》里的许多方子，可以说都有银翘散的“基因”，银翘散之于《温病条辨》犹如桂枝汤之于《伤寒论》。

桂枝汤与银翘散解表方法不同

桂枝汤与银翘散均治疗表证，通过解表以逐邪外出，使邪去正安。桂枝汤辛温发汗以解表，银翘散辛凉宣透以解表。桂枝汤中桂枝辛温通阳解表为君，芍药酸敛和营为臣，佐以生姜助桂枝解表散邪、降逆和胃，炙甘草、大枣甘以益胃，全方合用能调和营卫、调和气血、调和脾胃。银翘散中银花、连翘辛凉透表、清热解毒为君，薄荷、牛蒡子助君疏散风热、祛风利咽，芥穗、淡豆豉助君药芳香逐秽，兼以解表，佐以桔梗、甘草利咽，竹叶、鲜芦根清热生津除烦，全方共奏辛凉解表、清热解毒之功。

桂枝汤与银翘散均重视固护津液

桂枝汤含有两条方，分别是桂枝甘草汤及芍药甘草汤。桂枝甘草辛甘以化阳，芍药甘草酸甘以化阴。太阳中风证汗出伤阴，卫强营弱，营卫不和，故应固护胃阴以生化汗源。“凡病温者，始于上焦，在手太阴肺。”温热之邪由口鼻而入，郁于手太阴肺经，导致肺气不利而见咳嗽、头痛，郁热蒸腾于肌表而见身热、自汗、午后热甚，温热之邪最易伤人阴津，故见口渴、肤热等症。银翘散以一众辛凉之品宣肺透表、清热解毒之余，妙在用竹叶、芦根固护阴津，以防邪热伤阴，用药紧扣病机，时时固护阴液。

桂枝汤与银翘散的鉴别运用

《温病条辨》上焦篇4条：“太阴风温、温热、温疫、冬温，初起恶风寒者，桂枝汤主之；但热不恶寒而咳者，辛凉平剂银翘散主之。”恶风寒者主以桂枝汤，不恶风寒者主以银翘散。紧接着第五条说：“太阴温病，恶风寒，服桂枝汤已，恶寒解，余病不解者，银翘散主之，余症悉减者，减其制。”可见，治疗温病初起，使用桂枝汤或银翘散的区别在于是否有恶寒。桂枝汤证可见发热，但只是“翕翕发热”，发热不甚，伴汗出、恶风、脉浮缓等。银翘散证也是可以有恶寒的，只是程度较轻而已，以身热、自汗、咽痛、口干渴、脉浮数为主症。书中把银翘散证置于桂枝汤证之后，且又云：“太阴温病，恶风寒，服桂枝汤已，恶寒解，余病不解者，银翘散主之。”《温病条辨》本论温病，在此处加入桂枝汤，可能只是想表达风寒转风热的过渡时期用方特点而已。或如吴鞠通在《温病条辨》凡例中自言“是书仿仲景《伤寒论》作法”“是书虽为温病而设，实可羽翼伤寒”。

两方辛温辛凉用药互鉴

桂枝汤用桂枝辛温通阳以行表，用芍药酸寒敛阴以走里，故桂枝汤可“外证得之解肌和营卫，内证得之化气调阴阳”。银翘散立方之旨，谨遵《内经》“风淫于内，治以辛凉，佐以苦甘”，又宗喻嘉言“芳香逐秽之说”，因此，在重用辛凉透表之余，亦兼用芥穗、香豉辛温以芳香逐秽。银翘散煎服法云：“上杵为散，每服六钱，鲜苇根汤煎。香气大出，即取服，勿过煮。”之所以“勿过煮”，是因为“肺药取轻清，过煮则味厚而入中焦矣”。这点可以说是吴鞠通“治上焦如羽，非轻不举”的最好体现。

两方通过加减可扩展治疗范围

桂枝汤可通过加减衍生出三十多条方，如治疗太阴病的小建中汤，治疗太阳少阴合病的桂枝加附子汤，治疗太阳阳明合病的桂枝加大黄汤，治疗太阳少阳合病的柴胡桂枝汤等。吴鞠通在银翘散方后也仿《伤寒论》列举加减法："胸膈闷者，加藿香三钱，郁金三钱，护膻中。渴甚者，加花粉。项肿咽痛者，加马勃、玄参。衄者去荆芥、豆豉，加白茅根三钱，侧柏炭三钱，栀子炭三钱。咳者加杏仁利肺气。二三日病犹在，肺热渐入里，加细生地、麦冬保津液。再不解，或小便短者，加知母、黄芩、栀子之苦寒，与麦地之甘寒，合化阴气，而治热淫所胜。"以上加减法，体现出温病最善伤阴，及风热相煽，散漫不羁，有"邪在卫者、在胸中者、在营者、入血者"等诸多变证的特点，用药均取辛凉、甘寒为主。此外，还有银翘散去豆豉加细生地丹皮大青叶倍玄参方治热入营分（上焦篇16条）、银翘散去牛蒡子玄参加杏仁滑石方治太阴伏暑（上焦篇38条）、银翘散加生地丹皮赤芍麦冬方治邪在血分（上焦篇39条）、银翘散去牛蒡子玄参芥穗加杏仁石膏黄芩方治邪在气分（上焦篇40条）、加减银翘散方治热入心包（上焦篇53条）等。

春风化雨春泽汤

《素问·阴阳应象大论》说："地气上为云，天气下为雨。"意思是说地上的水汽蒸发上升则形成云，天上的云下降就成了雨。这段经文既说明了"阴阳应象"之理，又反映出自然界与人体有共同的运动规律，正是因为阴阳的对立、消长、转化、升降，才能交合而化生出万物。《素问·灵兰秘典论》云："膀胱者，州都之官，津液藏焉，气化则能出矣。"中医认为，膀胱里藏的是津液，在肾阳的温煦蒸腾下，其中有用的成分化为津气上升至肺而被重新利用，无用的废水则成为尿液而排出体外。

五苓散为《伤寒论》名方，原用于治表邪未解而循经入腑，邪结膀胱致气化失司，形成水停下焦的太阳蓄水证。《金匮要略》用于治下焦水逆，"脐下悸动，吐涎沫而头眩"等证。方中猪苓、泽泻淡渗利水，茯苓、白术健脾利水，桂枝通阳化气兼以解表，五药合为化气利水兼解表之要方。后世对五苓散应用广泛，已大大超出张仲景原书应用范围，取得了确切疗效，受到临床医生的欢迎。

五苓散是一首调节人体津液代谢的方子，国医大师郭子光认为："凡是津液运行失调引起的疾病，不管其疾病在什么部位，均可用五苓散加减取效。"实为至理。傅元谋教授认为五苓散的病机特点是"气化不利，津液不布"。临证时各药用量特点如下：

若属膀胱气化不利，水液不布，蓄于下焦者，五苓散中应重用猪苓、泽泻，轻用桂枝、茯苓，白术用量居中。

若属津液不足，兼有输布障碍者，则应重用白术、茯苓，轻用泽泻、猪苓，桂枝用量居中。脾胃乃气血津液生化之府，脾胃健，则津液化生有源。白术健脾以化水生津，茯苓利旧水生新水，使脾胃能在“大汗出，胃中干”的状况下担负“受气取汁”的生化之源。

若属于津液内停，脾不转输者，则宜重用桂枝、茯苓，轻用泽泻、猪苓，白术用量居中。此时病位在中焦脾胃，脾失健运，水湿泛滥，重用桂枝（或用肉桂）以通阳利水，重用茯苓以淡渗利湿，使湿去土干，脾健得复。

由于五苓散组方严谨，临床疗效确切，故为历代医家所称道，并不断扩大其适用范围，在五苓散的基础上，衍生出不少经验方传世，如春泽汤。春泽汤来源于《世医得效方》卷二，由五苓散加人参组成，其意在助气以生津，犹如春雨润泽一般，主治伤暑泄泻、泻定仍渴、小便不利等证。

湖南中医药大学熊继柏教授有一则很经典的春泽汤医案：患者是42岁女性，因春节期间和亲戚朋友打牌，从晚上7点一直打到凌晨1点，喝水没间断，可是没上厕所，因为光顾着打牌了。到了凌晨1点钟，牌局散了，这才觉得小腹胀满，尿急想解小便，马上去厕所，可是解完后小腹还是很胀。第2天、第3天，同样如此，而且症状更为严重，每次小便虽解犹觉未尽，以致小便次数明显增多，白天还可以忍受，到了晚上则严重影响睡眠，若强忍不解，小便则会自行排出，也就是遗尿。到医院检查，说是膀胱炎，打消炎针，吃消炎药，还是没有解决问题，别人就介绍她来找我看看。患者症状为小腹胀，小便频数，精神疲乏，舌苔薄白滑，脉象细缓。小腹胀、小便频数是膀胱气化不利。精神疲乏，脉象细缓，这是气虚的表现。既有蓄水，又有气虚，怎么办？加党参。五苓散加上党参，正是春泽汤。服10余剂后，患者诸症皆消。

话说小建中汤

今天一起讨论一下经方小建中汤。我带的学生中有一个香港学生叫阿彬，他说前段时间腹痛，表现为腹中拘急疼痛，喜温喜按，伴神疲乏力，他自己辨证应该是属虚寒腹痛，比较符合小建中汤方证，所以给自己开了小建中汤。小建中汤里有饴糖，即麦芽糖，他跑了好几个药店也买不到饴糖，现在大多数药店都不卖饴糖，难怪他买不到。他就用白砂糖临时代替饴糖，但服后感觉效果不太理想。后来他多方打听，跑了20多公里才终于买到饴糖，他把饴糖加到煎好的汤药里溶解服后效果非常好，只服了一剂腹痛等症状就消失了。

这个案例很有意思，引起了热烈的讨论：小建中汤里面的药物如何加减？药物可以替换吗？这是一个非常好的讨论话题。说到小建中汤，不能不说桂枝汤，因为小建中汤是在桂枝汤的基础上，芍药由三两加到六两，再加饴糖一升而成。桂枝汤是《伤寒论》里面的第一方，使用频率高，疗效显著，可以说是群方之冠。桂枝汤由桂枝三两，芍药三两，生姜三两，炙甘草二两，大枣十二枚共五味药组成。清朝名医徐彬曾经说过："桂枝汤，外证得之解肌和营卫，内证得之化气调阴阳。"这很好地说明了桂枝汤可以调和营卫治疗表虚证，也可以治疗太阴里证，调气血，调脾胃，有缓急止痛，温补脾胃的作用。临床上使用小建中汤治疗太阴虚寒腹痛效果是非常理想的。涉及小建中汤的条文有如下几条：

《伤寒论》100条："伤寒，阳脉涩，阴脉弦，法当腹中急痛者，先与小建中汤。不瘥者，小柴胡汤主之。"

102条："伤寒二三日，心中悸而烦者，小建中汤主之。"

《金匮要略》："虚劳，里急，悸，衄，腹中痛，梦遗，失精，四肢酸疼，手足烦热，咽干，口燥，小建中汤主之。"

"建中"，即建立中州，即温补脾胃中焦之气。小建中汤证多由中焦虚寒，肝脾失和，化源不足所致，治疗以温中补虚，和里缓急为主。中焦虚寒，肝木乘虚克土，可见腹中拘急疼痛或隐痛，多喜温喜按。脾胃为气血生化之源，中焦虚寒，化源匮乏，以致气血俱虚，可见心悸、面色无华、发热、口燥咽干等。方中重用甘温质润之饴糖为君，温补中焦，缓急止痛。臣以辛温之桂枝温阳气，祛寒邪；酸甘之白芍滋营阴，缓肝急，止腹痛。在《伤寒论》中，若腹痛加芍药或倍芍药。佐以生姜温胃散寒，大枣补脾益气。炙甘草益气和中，调和诸药，是为佐使之用。其中饴糖配桂枝，辛甘化阳，温中焦而补脾虚；芍药配甘草，酸甘化阴，缓肝急而止腹痛。桂枝辛温，通阳走表。芍药酸微寒，敛阴走里，桂枝和芍药是药对，起到相辅相成的作用。六药合用，温中补虚缓急之中，蕴有柔肝理脾、益阴和阳之意，用之可使中气强健，阴阳气血生化有源，故以"建中"名之。

经方也是可以加减的，关键看证候变化和病情需要。如太阴虚寒明显，腹冷便溏，可用肉桂易桂枝，用干姜易生姜，加强温补脾胃之阳气，使寒去阳升。如神疲乏力、困倦恶寒较重，可加黄芪而成黄芪建中汤。如营血虚弱较重，面白唇淡，女性月经稀少，可加当归，为《千金翼方》之当归建中汤。饴糖甘温质稠润，能温补脾胃，缓急止痛。现在大多数药房没有饴糖出售，市场上的饴糖又不一定符合中药的要求，这给医生和患者出了一个难题。如果临床需要用小建中汤，又实在买不到合格的饴糖，怎么办呢？能否用其他代替？白砂糖和冰糖性凉，不宜用来代替饴糖。红糖性偏温，平时外感风寒，多用生姜红糖煎汤服用，效果很好，因此性温的红糖可酌情考虑用之代替饴糖。现在糖尿病发病率很高，或者担心肥胖而不敢多用甜食之人，无论用哪种糖类均让其为难，在这种情况下可用炒麦芽、炒谷芽、怀山药代替。饴糖是由糯米、粳米、麦面、粟（或玉米）等经过蒸煮、发酵，再加入麦芽经发酵糖化制成的糖类食品。用甘温健胃补中的炒麦芽、炒谷芽代替饴糖，从来源和性质看是一脉相承的，临床替换疗效也还不错。

桂枝去桂加茯苓白术汤证探微

《伤寒论》28条："服桂枝汤，或下之，仍头项强痛，翕翕发热，无汗，心下满微痛，小便不利者，桂枝去桂加茯苓白术汤主之。"历代医家对此看法颇不一致。有人认为当去芍药，如清·吴谦《医宗金鉴》曰："去桂当是去芍药，此方去桂，将何以治仍头项强痛，发热无汗之表乎！"有人认为当去桂枝，如徐灵胎曰："头痛发热，桂枝证仍在也，以其无汗，则不宜更用桂枝。"有人认为桂枝芍药两者均不可去，如柴瑞震认为本条病症所主方剂，既不宜去桂枝，也不宜去芍药，而当在桂枝汤原方中加入茯苓、白术即可。也有因方证似乎矛盾，难以解释，而含糊其词者，如成无已等。当代伤寒大师胡希恕、刘渡舟均认为桂枝去桂加茯苓白术汤证应该去桂，刘老甚至认为《伤寒论》中桂枝与芍药相对应，桂枝通阳，芍药和阴，有"苓桂术甘汤"，亦应有"苓芍术甘汤"相对应方才合仲圣之意。

"头项强痛，翕翕发热，无汗"为太阳经证，无汗为服桂枝汤发汗或下后营阴受损津伤，汗源不足，故无汗。"小便不利"为太阳腑证，邪犯太阳，邪不解而循经入腑，致膀胱气化失司，水不化气，津不上承，太阳经脉濡养乏源而加重无汗及头项强痛等症。气不化水，水饮内停于膀胱，故小便不利。饮邪上泛中焦，故心下满，微痛。患者误治后，表邪不解里饮未去，造成津伤表更虚，故仍见头项强痛、翕翕发热、无汗、心下满微痛、小便不利，证属外邪内饮津伤，即太阳经腑同病，已兼夹太阴。仲景对第28条的描述颇费苦心，值得回味：先说经证“头项强痛、翕翕发热、无汗”，言明外邪未除，表证未去；随后说“心下满微痛”为饮泛中焦，气机受阻，不通而痛；最后说“小便不利”，为膀胱气化失司，水饮内停。显然已经不是单纯的太阳表虚证了。

解表用生姜。生姜辛温，能解表散寒，降逆止呕，利水消肿。本证无呕吐气逆，显然此处生姜主要起解表散寒、兼利水饮的作用。吴谦谓无桂枝何以解表之言显然过虑了。太阳病“有汗用桂枝，无汗不用桂枝”在《伤寒论》中几成定例，皆因桂枝辛燥伤阴，本方证先误汗再误下，阴津受损严重，再用桂枝解表不可取，否则伤津更重。用生姜在外可辛散解表，祛邪外出；在内可利水逐饮，合太阳经腑同解。用苓术以利太阳之水，水下行则太阳之气自达，表证自解。

利饮用苓术。茯苓淡渗，善利水饮而健脾。白术甘温，善培土健脾以燥湿，无论水饮位于何处，仲景用苓术利饮几成定法。茯苓、白术健脾利水，水饮从下去而心下满自消。其中，白术不但能去饮，亦能生津。白术能将病理之水的水饮回吸收重新利用，变成生理之水而成津液。故黄煌教授说白术是中药的“白蛋白”，诚然。

止痛用芍药。因本证有心下满微痛，故用芍药缓急止痛。芍药甘草合为芍药甘草汤，本方主治筋脉肌肉拘急而痛，或津液受损，阴血不足，筋脉失养所致诸证。方中芍药味酸微寒，养血敛阴，柔肝止痛；炙甘草甘温，健脾益气，缓急止痛。二药相伍，酸甘化阴，调和肝脾，有柔筋止痛之效。芍药甘草汤既能解胃肠平滑肌之痛，如第96条小柴胡汤证或然证加减法

“若腹中痛，去黄芩，加芍药”，也能止骨骼肌之痛，如29条“脚挛急”，用后“其脚即伸”，30条“胫尚微拘急，重与芍药甘草汤，尔乃胫伸”。后世有人称之为“去杖汤”，形容脚痛拄杖行走的病人，服药后痛止，可去杖行走。芍药甘草汤亦能缓解太阳经脉痉挛所致之头项强痛，使筋脉得以濡养而证解。

去桂加白术汤与桂枝去桂加茯苓白术汤的比较

去桂加白术汤与桂枝附子汤同出于《伤寒论》第174条：“伤寒八九日，风湿相搏，身体疼烦，不能自转侧，不呕不渴，脉浮虚而涩者，桂枝附子汤主之；若其人大便硬，小便自利者，去桂加白术汤主之。”对于本条的解析，历代医家认识不一，争论颇多。

“风湿相搏”说明本证的病机，寒湿滞表，邪陷少阴，致“身体疼烦，不能自转侧”。仲景为后世做了很好的鉴别诊断：“不呕”显非少阳，因少阳喜呕。“不渴”可排除阳明，因阳明多渴。脉浮主表，“脉虚而涩”，脉不充盈应指无力，为阴阳两虚。

胡希恕先生认为“小便自利”是小便频利，这一分析令人临证思路豁然开朗。《伤寒论》多处提到大便硬是由于小便频利引起，如105条：“伤寒十三日，过经，谵语者，以有热也，当以汤下之。若小便利者，大便当硬。”本条去桂加白术汤与28条桂枝去桂加茯苓白术汤道理相同，即同是外邪内饮见小便不利，去桂是因津亏，因桂枝辛燥故不能再用桂枝发表，加苓术是因内饮不去而津液伤出现大便硬。显而易见，小便自利是原有里饮的小便频利，再对比桂枝附子汤和去桂加白术汤方证则更清楚。去桂加白术汤证的实质是外邪里饮兼有津伤，邪已陷少阴，故用之温阳散寒，利湿生津。桂枝去桂加茯苓白术汤的实质是外邪里饮也有津伤，但邪在太阳，故用之解表散邪，利湿生津。

去桂加白术汤与真武汤的比较

去桂加白术汤的组成：附子，白术，生姜，大枣，炙甘草。

真武汤的组成：附子，白术，生姜，芍药，茯苓。

相同点：两方均有附子，白术，生姜。均能温阳散寒，健脾利饮。

相异点：去桂加白术汤有大枣、炙甘草，益胃安中，主治风湿相搏而重着酸痛，饮泛津伤而小便自利大便硬，病位在少阴。

真武汤有芍药、茯苓，除血痹利水饮能力强，不但能利少阴之寒饮，亦能利太阳太阴之水饮，调节水液失衡的能力较强，临床应用广泛，疗效确切。

桂枝去桂加茯苓白术汤与真武汤的比较

《伤寒论》82条："太阳病发汗，汗出不解，其人仍发热，心下悸，头眩，身瞤动，振振欲擗地者，真武汤主之。"

《伤寒论》316条："少阴病，二三日不已，至四五日，腹痛，小便不利，四肢沉重疼痛，自下利者，此为有水气，其人或咳，或小便不利，或下利，或呕者，真武汤主之。"

真武汤，又名玄武汤。本方有温阳利水，健脾利饮的功效。方中茯苓淡渗利水，主治心下动悸。白术健脾燥湿，主治小便不利。附子温阳散寒，可以温通经络，有振奋元阳，除痹止痛的作用。生姜止呕散饮，祛寒健胃。芍药可以滋阴利水，和营除痹。这五味药互相配合，互相促进，不但可以协同发挥温阳利水的作用，也有健脾利饮的功效。胡希恕先生曾将真武汤的适应证概括为“头晕心悸，下肢浮肿或痛，脉沉”，实为临床心得，用之应验。

桂枝去桂加茯苓白术汤的组成：芍药，茯苓，白术，生姜，大枣，炙甘草。

两方非常相似，均有芍药，茯苓，白术，生姜。在桂枝去桂加茯苓白术汤中则有大枣、炙甘草，邪在太阳，里阳不虚，稍佐大枣、炙甘草益胃生津，固护中气即可。在真武汤中则有炮附子一枚，邪已陷少阴，阳气虚弱，无力驱散寒饮，故加附子温阳散寒驱饮，一如日出太阳高照，寒饮阴霾即烟消云散，故真武汤是温补阳气，驱寒利饮。显然两者之病位，一在太阳，一在少阴。一为太阳表气不足，外邪循经入腑，水饮内停而致经腑同病；一为邪陷少阴，心肾阳虚，阴寒闭日，寒饮肆虐，饮泛清窍则头晕目眩，水气凌心则心悸心慌，寒水射肺则咳喘痰多，饮滞中焦则腹满便溏，饮泛四肢则肤冷肢肿，诸症丛生，症状纷繁。

桂枝去桂加茯苓白术汤在临床应用时是去桂还是去芍，或两者均留，或桂芍均去，笔者以为只要在临证中详加细辨，定病位，明病性，辨阴阳，多能切中肯綮。

女人“两散一汤”之当归芍药散

人体以脏腑、经络为本，以气血为用。脏腑、经络、气血的活动，男女基本相同。但是女性在脏器上有胞宫，在生理上有经、带、胎、产、乳等，这些与男性的不同点便构成了女性的生理特点。叶天士《临证指南医案》强调“女子以肝为先天”，主要强调肝对于女子的重要性，特别是在女性生育期病变常与肝有关，这与中医学的“肾为先天之本”并不矛盾。因为中医临证中女子常需使用当归芍药散、逍遥散和温经汤，故有女人“两散一汤”之说。

当归芍药散的出处

当归芍药散出自《金匮要略·妇人妊娠病脉证并治第二十》云：“妇人怀妊，腹中㽲痛，当归芍药散主之。”《金匮要略·妇人妊娠病脉证并治第二十二》云：“妇人腹中诸疾痛，当归芍药散主之。”前者为妇人妊娠腹痛，后者为妇人杂病腹痛，皆可用当归芍药散主治，一句话，妇人腹痛离不开当归芍药散，体现出当归芍药散对女性的重要性。

原方组成：当归三两，芍药一斤，茯苓四两，白术四两，泽泻半斤，川芎三两，六味杵为散，取方寸匕，酒和，日三服（为细末，每服3克，温酒送服，一日3次）。

当归芍药散6味药大体可分为2组：一是当归、芍药、川芎，为血分药，有养血活血、养肝疏肝的功用；一是茯苓、白术、泽泻，为气分药，有健脾利湿的作用。当归芍药散也可看作是四物汤去地黄，因为熟地腻滞碍脾；四苓汤去猪苓，猪苓性寒渗下，成为一个肝脾共治的方子。

当归芍药散的鉴别

在临床中，调治肝脾不和的方子不少，当归芍药散常需和桂枝茯苓丸、逍遥散、当归建中汤等鉴别。

当归芍药散和桂枝茯苓丸的区别

两方区别主要是方证的虚实。当归芍药散证偏虚，为血虚；桂枝茯苓丸证偏实，为血瘀。清代名医徐忠可在《金匮要略论注》有精辟论述："药用桂枝茯苓丸者，桂枝、芍药，一阴一阳，茯苓、丹皮，一气一血，调其寒温，扶其正气。桃仁以之破恶血，消癥癖，而不嫌伤胎血者，所谓有病则病当之也。且癥之初必因寒，桂能化气而消本寒；癥之成，必夹湿热为窠囊，苓渗湿气，丹清血热，芍药敛肝血而扶脾，使能统血，则养正即所以去邪耳。"

当归芍药散和当归建中汤的区别

当归建中汤出自《千金翼方》，由当归、桂枝、芍药、生姜、炙甘草和大枣组成，可温补气血，缓急止痛，主治产后虚羸不足，腹中隐痛，短气少气，或小腹拘急挛痛引腰背，不思饮食等症。当归建中汤虽也有当归、芍药，可养血调肝，但方中重心还是桂枝汤，调和营卫，调和脾胃，偏重于和血止痛，而当归芍药散证为血虚水盛，偏向于养血利水。

当归芍药散和逍遥散的区别

当归芍药散和逍遥散组成很相似，逍遥散中去掉当归芍药散之川芎、泽泻，加柴胡、甘草，并少佐炮姜、薄荷，即为逍遥散，使当归芍药散证的血虚水盛变为逍遥散证的肝郁脾虚证，药物变化虽少，但这一转变却使逍遥散的适用范围更广泛，成为中医“十大常用方”之一，并加减衍生出数十条方子，临床应用极广。

当归芍药散的运用

本方有疏肝健脾、活血化瘀、健脾利湿的功效，临床运用十分广泛，在妇科应用尤多，主治妇人肝郁气滞，脾虚湿胜致诸证，多用于妇女功能性水肿、慢性盆腔炎、功能性子宫出血、痛经，以及慢性肾炎、肝硬化腹水、脾功能亢进等属脾虚肝郁者。后世妇科大师傅青主的“完带汤”，就是在本方的基础上脱胎而成，有补脾渗湿之功，是临床治疗带下病的良方。

当归芍药散也是经典的养胎方，有养血、调经、利水、止痛的功效，适用于以腹痛、浮肿、头眩、心悸、小便不利为特征疾病的治疗和女性血虚体质的调理。

当归芍药散在日本也相当出名，被日本汉方医称为“妇人圣药”而广泛应用于妇科诸病。本方中当归、川芎、芍药治血，茯苓、白术、泽泻治水，因此当归芍药散可谓是“血水同病”的专方，对于“水做的女人”是不可多得的良方。例如女性盆腔炎常表现为腹痛、带下多，可以视为血水同病的一种类型。

俗话说，女人“经前宜通，经后宜补”，辨证属肝郁脾虚者，经前使用当归芍药散可适当加大川芎、白芍、泽泻（改为泽兰更好，既可利水，又可活血）的用量，以求促“通”，通则不痛；经后使用当归芍药散可适当加大当归、茯苓、白术的用量，着重于“补”，健脾养肝。

中医说“血不利则为水”，血虚或血瘀均可导致水肿，表现为瘀血和水肿共存的一种状态，此时用当归芍药散比较对证，疗效良好，得到了临床的验证。

女人“两散一汤”之逍遥散：从六经视角分析

在中医界，流传着这么一句话：“十个女人，九个欠逍遥”，这是因为女人常用逍遥散。逍遥散，为中医千古名方，意思是吃了此药，肝气活泼畅通，心情舒畅，让人脚底生云，心里生花，烦恼抛诸脑后，好似神仙一般逍遥快活。

逍遥散被誉为中医“十大名方”之一，出自宋代《太平惠民和剂局方·卷九·治妇人诸疾》，由柴胡、当归、芍药、茯苓、白术、甘草组成，具有疏肝解郁、健脾养血等功效。适用于肝郁血虚，而致两胁作痛，寒热往来，头痛目眩，口燥咽干，神疲食少，月经不调，乳房作胀，脉弦而虚等症。这个方子原为散剂，为煮散方，在使用时加煨姜、薄荷少许，一同煎汤，趁热温服。

从脏腑辨证分析

历代对逍遥散方义解释甚多，但还是以《医宗金鉴》解释为精要：“肝之所以郁，其说有二：一为土虚不能升木也；一为血少，不能养肝也。盖肝为木气，全赖土以滋培，水以灌溉，若中虚则木不升而郁，阴血少则肝不滋而枯。方用白术、茯苓者，助土德以升木也；当归、芍药者，盖养血以柔肝；薄荷解热；甘草和中；独柴胡一味，一以为厥阴之报使，一以升发诸阳。经曰：木郁达之，遂其曲直之，故名曰逍遥。”此说基本涵盖了历代对逍遥散的共识。

从六经辨证分析

逍遥散源自《伤寒论》的四逆散和《金匮要略》的当归芍药散，可认为是由二方加减变化而来，想充分认识和正确应用逍遥散，从六经角度分析研究是良好门径。

四逆散首见于《伤寒论》318条："少阴病，四逆，其人或咳，或悸，或小便不利，或腹中痛，或泄利下重者，四逆散主之。"从六经辨证分析，四逆散证应为少阳证，为少阳气机郁结，郁而生热不得外泄，郁热上下流窜而导致多种或然证。阳气郁遏不通，阴阳之气不相顺接，故出现手足逆冷，因四逆症状和少阴病相似，故开头冠以少阴病，意为类似证，重在鉴别，实非少阴病。四逆散为少阳病证，清解半表半里郁热，故治疗偏重于气郁实证，而逍遥散去四逆散的枳实，加入白术、茯苓、薄荷，因疏肝之余而能健脾，故治疗偏重于脾虚证。

当归芍药散分别见于《金匮要略·妇人妊娠病脉证并治第二十》："妇人怀妊，腹中㽲痛，当归芍药散主之。"《金匮要略·妇人妊娠病脉证并治第二十二》："妇人腹中诸疾痛，当归芍药散主之。"本方用当归、白芍、川芎养血调经，白术、茯苓、泽泻温中健脾生血利水，可以治疗肝郁脾虚血虚所致腹痛。因此，当归芍药散为太阴病，属血虚水停证。

从药物组成可知，逍遥散是在四逆散和当归芍药散的基础上加减变化而来的。与四逆散相比，去苦寒散结的枳实，加入温中健脾的白术、茯苓、炮姜，意在健脾不在破气，故半表半里热象不显。与当归芍药散相比，去活血散瘀的川芎和利水的泽泻，故活血而利水作用减弱。可见逍遥散主要病机是脾胃虚弱，营血亏虚，兼有一定的肝郁生热，病位主要在肝脾。从六经辨证来看，逍遥散属于里虚寒的太阴病为主，稍夹少阳郁结证。故大法以健脾养血为主，少佐柴胡、薄荷清解发散郁结之气，起到清肝疏肝的作用。

经方大师胡希恕、陈慎吾二老运用逍遥散时常用桂枝代替方中的薄荷。二老认为薄荷性凉，不利于太阴虚寒，故用辛温的桂枝来代替，对于太阴病而脾虚气郁者能起到更好的散郁作用，同时还蕴含苓桂术甘汤之意。

属少阳气郁，有热象证偏实者，当用四逆散；属血虚水停，而无热象者当用当归芍药散；逍遥散证当为太阴病，血虚郁热之象，如热象较甚，当加用丹皮、栀子，即丹栀逍遥散。故临床见到太阴病，有血虚表现，兼见心烦、眠差轻微的郁热之象，但郁热较四逆散证轻，而无当归芍药散证的水饮内停，均可以考虑逍遥散加减应用。

适合服用逍遥散的人群

逍遥散适合于肝郁脾虚的人，但以气郁体质的人使用机会较多。气郁体质是中医“九种体质”之一，是由于长期情志不畅、气机郁滞而形成的以性格内向不稳定、忧郁脆弱、敏感多疑为主要表现的体质状态。处于这种体质状态者，多见于中青年，以女性多见，性格多孤僻内向，易多愁善感，气量较狭小，不善排解内心郁闷，久而久之会造成肝气郁结，肝气犯脾而成肝郁脾虚。

逍遥散是女人的专用药?

由于女子“以血为养，以肝为先天”的生理条件，造成女性容易发生“肝郁血虚脾气弱”的情况，出现两胁作痛，头痛目眩，口燥咽干，神疲食少，心烦易怒，睡眠不好，或月经不调，乳房胀痛，脉弦细等症状，这正是逍遥散所主治的肝郁血虚脾弱证，使得不少人都误以为逍遥散是女性的专属方剂。其实，只要出现上述证候，辨证属于肝郁血虚脾弱证，男人也是可以服用逍遥散的。

女人“两散一汤”之一问温经汤：谁是君药

“君臣佐使”，是中药方剂组成的基本原则，至今仍在指导临床遣方用药。《素问·至真要大论》说：“主病之谓君，佐君之谓臣，应臣之谓使。”至于如何分辨君臣佐使，按照现代教科书的权威观点，君药是指方中治疗主症或起主要治疗作用的药物，臣药是协助主药或加强主药功效的药物，佐药是协助主药治疗兼症或抑制主药毒性的药物，使药是引导各药直达病变部位或调和各药的作用。经典单纯的方剂很容易分辨君臣佐使。例如麻黄汤，是治疗伤寒表实证的方剂，由麻黄、桂枝、杏仁、甘草四味药组成。其中麻黄是君药，发汗解表；桂枝是臣药，协助麻黄解表；杏仁是佐药，助麻黄平喘；甘草是使药，调和诸药。但有些方剂比较复杂，不太好分辨哪一个是君药，甚至出现争论，比如温经汤。

温经汤出自《金匮要略》，是临床常用的著名经方，具有温经散寒、养血祛瘀之功效。主治冲任虚寒、瘀血阻滞证。症见漏下不止，血色暗而有块，淋漓不畅，或月经超前或延后，或逾期不止，或一月再行，或经停不至，而见少腹里急，腹满，傍晚发热，手心烦热，唇口干燥，舌质暗红，脉细而涩等。

用量最大的药是君药

元代李东垣在《脾胃论》中曰："君药分量最多，臣药次之，使药又次之。不可令臣过于君，君臣有序，相与宣摄，则可以御邪除病矣。"清代吴仪洛进一步解释说："主病者，对症之要药也，故谓之君。君者味数少而分量重，赖之以为主也。佐君以为臣，味数稍多，分量稍轻，所以匡君之不迨也。应臣者谓之使，数可出入，而分量更轻，所以备通行向导之使也。此则君臣佐使之义也。"如按照以上两人观点，谁用量最大，谁就是君药。

我们先看看《金匮要略》中关于温经汤的组成及煎服法：吴茱萸三两，当归、芍药、川芎、人参、桂枝、阿胶、牡丹皮、生姜、甘草各二两，半夏半升，麦冬一升。上十二味，以水一斗，煮取三升，分温三服。

据著名中医史专家柯雪帆教授考证，汉代一两约15g，半夏半升约90g，麦冬一升约120g。由此可以看出，温经汤中用量最大的是麦冬和半夏，但很显然，温经汤的君药不是麦冬和半夏。因为麦冬性凉，功效养阴清热；半夏辛温，功能燥湿化痰，和胃止呕。以上二药与温经汤的整体功效"温经散寒，养血祛瘀"是不一致的，因此，以最大剂量定为君药，至少在温经汤中是不靠谱的。

散寒药是君药

温经汤组成当中，大概可以分为五组药：一是温经散寒药，有吴茱萸、桂枝，教科书即是以此二药为君药；二是补血活血药，有阿胶、芍药、川芎、当归；三是和胃止呕药，有半夏、生姜；四是益气药，有人参、甘草；五是滋阴清热药，有丹皮、麦冬。全方功效为温经散寒，养血祛瘀。

《金匮要略·妇人杂病脉证并治》云："妇人年五十所，病下利数十日不止，暮即发热，少腹里急，腹满，手掌烦热，唇口干燥，何也？师曰：此病属带下，何以故？曾经半产，瘀血在少腹不去。何以知之？其症唇口干燥，故知之。当以温经汤主之。"

从以上条文可以看出，温经汤证为虚、实、寒、热四证兼见，下属寒，上显热，虚为本，瘀为标。病机的关键是"妇人年五十"，精血渐虚，加上"病下利数十日不止"，阴血更亏，阳气益虚，因此，寒气内生，寒凝血瘀，致虚实兼见，寒热夹杂。本方证虽属虚、寒、瘀、热错杂，但以冲任虚寒为本，瘀阻虚热为标。可见，散寒药在方中只起祛除寒邪的作用，如担当君药大任，可能令众药不服。

补血药是君药

清代徐彬《金匮要略论注》卷二十二云："药用温经汤者，其证因半产之虚而积冷气结，血乃瘀而不去。故以归、芍、芎调血，吴茱、桂枝以温其血分之气而行其瘀。肺为气主，麦冬、阿胶以补其本。土以统血，参、甘以补其虚，丹皮以去标热。然下利已久，脾气有伤，故以姜、半正脾气。名曰温经汤，治其本也。惟温经，故凡血分虚寒而不停者，皆主之。"

由上可知，温经汤证的根本是"妇人年五十"及"病下利数十日"后，阴血虚弱，后才出现"半产致少腹瘀血"的兼证，温经汤证的本质应是阴血不足。从这个角度讲，补血养阴药"阿胶、芍药、当归"等才是君药，因为这些药符合病变机理，是治本之药。

如何理解温经汤中用凉药丹皮与麦冬

张仲景在温经汤中用丹皮与麦冬，作用大体有两方面：一是治疗热证，原文中说“暮即发热，手掌烦热，唇口干燥”，用丹皮与麦冬可以养阴清热凉血。二是制约热药。温经汤中有大队温燥之药，如吴茱萸、桂枝、阿胶、川芎、当归、半夏、生姜等，用丹皮与麦冬可起制约作用，令温热药不燥化伤阴，使之温而不燥，滋而不腻，补而不滞。

因此，温经汤的配伍特点有二：一是方中温清补消并用，但以温经补养为主；二是大队温补药与少量寒凉药配伍，能使全方温而不燥、刚柔相济，以成温养散寒化瘀之剂。

女人“两散一汤”之二问温经汤：为什么汤中有汤

温经汤在经方中是个大方，共12味药，组成复杂，不好理解，以至于后世医家在注解该方时观点众多，一定程度上影响了该方的临床应用，所以有必要对该方进一步深入分析探讨。

分解温经汤，可以看出该方的组成由芎归胶艾汤去地黄、艾叶，当归芍药散去白术、茯苓、泽泻，吴茱萸汤去大枣，麦门冬汤去粳米、大枣，桂枝汤去大枣，当归四逆加吴茱萸生姜汤去大枣、细辛、通草，桂枝茯苓丸去茯苓、桃仁7条方剂组成。

由上可以看出，桂枝汤是温经汤的核心方剂，整个温经汤证，是由桂枝汤证展开和演绎的。桂枝汤被称为“众方之祖”，“外证得之解肌和营卫，内证得之化气调阴阳”。众多高效的经方都是以“桂枝+芍药+姜草枣”为基础创立的。

桂枝汤中桂枝、生姜为辛温药，甘草、大枣具甜味，具有辛甘化阳之功，生姜走表，桂枝走皮肉肌肤之经络，二者合甘草、大枣共同协调强化卫阳，以此来增强抵抗和驱除外邪。

桂枝汤中芍药味酸，配合甘草、大枣的甜味，具有酸甘化阴之用。营阴是人体的物质基础，因病邪损伤而致营阴不足，通过酸甘化阴的方式可以补充营阴，同时也用来制约或涵养过亢的卫阳。

桂枝汤中的姜草枣是脾胃药。脾胃为后天之本，既是气血生化之源，又是上中下三焦气机升降之枢纽，故云："有胃气则生，无胃气则死。"由此可知脾胃在人体中的重要性。甘草、大枣益胃健脾，生姜和胃止呕，三药是经方中使用率最高的药物，足以说明其重要性。

桂枝代表阳药

桂枝有温阳、通阳、散寒的功效。桂枝配甘草，辛甘化阳。如阳气虚弱过甚，或是寒邪太甚，可加温阳散寒之温热药，如温肝散寒的吴茱萸，吴茱萸配生姜，可温内脏之"久寒"。

芍药代表阴药

芍药有敛阴、养阴、补血之功效。芍药配甘草，酸甘化阴。如阴血不足，或热邪太甚，可加养阴清热之滋阴药，如阿胶、当归、麦冬等，依人体阴血不足的程度增减其用量。

姜草枣代表脾胃药

姜草枣有益气、生津、和胃之功效。注重脾胃，时时固护胃气，是中医临证要点。如中气虚损过甚，可加人参增补脾胃之气。如胃气不和，可用生姜配半夏组成小半夏汤，和胃降逆，燥湿化痰，以清湿滞之"带下"。

如恐补血后营血腻滞，可酌加川芎活血祛瘀，使阴血盈而不滞；如虑温阳后血热过燥，可稍加丹皮清热凉血，使阳气温而不亢。由此，温经汤成矣。

桂枝汤中桂枝乃阳药，芍药为阴药，对于二者的解释，民国名医姜佐景在对其师曹颖甫医案的解释中有这样一段话，令人开窍："桂枝能活动脉之血者也，芍药能活静脉之血者也。动脉为阳，故曰桂枝为阳药；静脉为阴，故曰芍药为阴药。动脉之血由心脏放射，以外达于微丝血管，其地位由小而大，桂枝助之，故曰桂枝发散为阳；静脉之血由微丝血管收回，以内归于心脏，其范围由大而小，芍药辅之，故曰芍药收敛为阴。"

疾病是人体失衡的结果，治病原则即是把机体失衡重新调整为平衡，中西医皆如此。西方思维调整平衡如用天平，固定轴心，用增减两边砝码的方法来重新达到平衡；东方思维调整平衡如用称杆，承认两端，用移动轴心的方法来重新达到平衡。切除和移植器官好比增减砝码，诚然是一种治病的方法；用桂枝汤的思维调和营卫、调和阴阳恰似移动称杆的轴心，只用四两之力，便拨动人体气机运行的千斤转盘。

温经汤汤中有汤，方中有方，是不是也可以理解为方外有方，法外有法？

女人“两散一汤”之三问温经汤：温的是什么经

温经汤出自《金匮要略·妇人杂病脉证并治》，功效是温经散寒、养血祛瘀。但是，温经汤温的是什么经呢？

有人认为，温经汤可温和经水，是中医妇科的一张调经良方，后世多用于月经病。刘渡舟教授说，“温经汤应该是温和经水的方子”，并引述《素问·离合真邪论》“天地温和，则经水安静，天寒地冻，则经水凝泣……”日本汉方大师大塚敬节曾治疗一35岁妇女，形瘦贫血。主诉鼻塞、头痛。曾流产一次，其后不孕。手掌干而粗糙，搓之沙沙作响，皮变厚而表皮剥落，其处有烦热。月经不调，无带下。大便一日两行，略有下利感，小便频。左腹直肌硬，且有压痛。口唇干。与温经汤，服用7日鼻塞有好转，手掌见润。再服7日，鼻塞、头痛、手掌皲裂基本痊愈。经期嗜睡亦消失。据说体重增加2千克，至得子而用药中止(《汉方诊疗三十年》)。

也有人认为，温经汤可温暖冲任二脉。针对冲任虚寒，寒滞血瘀的病机，清代医家张志聪说：“冲脉、任脉，皆起于胞中，上循背里，为经络之海。其浮而外者，循腹右上行，会于咽喉，别而络唇口。其证唇口干燥，故知有瘀血在少腹，而冲任之脉，不荣于唇口故也。当温其经络，而积结胞门之寒血自去矣。”温经汤温暖冲任二脉是历代大多数医家认同的主流观点。

还有人认为，温经汤可温暖子宫。《皇汉医学·方函口诀》说："此方以胞门虚寒为目的，凡妇人血室虚弱，月水不调，腰冷腹痛，头疼下血，有种种虚寒后者，用之，不可拘年五十云云，却宜从方后之主治。"

以上认识均有其合理之处，临床上也能得到一定程度的认证，但温经汤为何使用大量的寒凉药麦冬？为何使用大量的胃药如半夏？甚至为何用生姜？如果用生姜是为了温经散寒，那用干姜温阳散寒不是更好？

从六经辨证角度分析，温经汤温的应该是足厥阴肝经。

肝主疏泄，主藏血，体阴而用阳，其疏泄之功主要体现在对气机运转、脾胃运化、情志调节以及通利三焦等方面。肝属风木，内寄相火，主升主动，起病多表现为肝胃气逆的上热证，同时肝易乘脾，又易伴见脾肾阳虚的下寒证。六经中，三阳证多为热证实证，三阴证多为寒证虚证。少阳为枢，处半表半里，阳由此入阴；厥阴亦为枢，同属半表半里，阴由此出阳。少阳之性，如秋入冬，乍凉还热；厥阴之性，如冬转春，乍暖还寒。故中医养生有"春捂秋冻"之谓也。少阳为病，往来寒热，以热为主；厥阴为病，厥热胜复，以寒为甚。因此，温经汤主治证中有"病下利数十日不止"等下寒证，也有"暮即发热，手掌烦热，唇口干燥"等上热证，还有"腹满，病带下"等脾胃中焦证候。显然，温经汤证的特点是下寒上热兼有脾胃不和。

厥阴病的主要特点：一是寒多微有热或但寒不热，二是上热下寒。《伤寒论》326条厥阴病提纲证云："厥阴之为病，消渴，气上撞心，心中疼热，饥而不欲食，食则吐蛔，下之利不止。"该条文概括了厥阴病的主要特点是上热下寒，提示了治疗原则是"不可下"，应取和法，即调和寒热，补虚泻实，兼顾脾胃。《金匮要略·妇人杂病脉证并治》温经汤中条文云“……病下利数十日不止，暮即发热，少腹里急，腹满，手掌烦热，唇口干燥……瘀血在少腹不去……亦主妇人少腹寒”，可见温经汤主治证是上热下寒并有瘀血，符合厥阴病的主要特点。

温经汤中用当归、芍药、阿胶以养肝血，用吴茱萸、桂枝以散肝寒，用川芎以行肝血，用牡丹皮以清肝热，再用人参、甘草健脾胃以生气血，用半夏、生姜以调肝寒犯胃，并祛带下之湿，用麦冬之凉润以清上热。由此可见，温经汤证实为厥阴病。

从以上论述可知，温经汤温的应该是足厥阴肝经。

那么，温经汤适用于哪些人群?

著名经方家黄煌教授认为，温经汤经常用于三种女人：第一种是年轻的女性，减肥减肥，不吃这不吃那，最后骨感美有了，但代价是月经周期紊乱。第二种是中年女性，面对隆起的肚腩，咬牙减肥，拼命锻炼，做运动，每天出汗很多，一下子改变饮食习惯，不吃肉了，吃纯素了，体重降下来了，但代价是憔悴，是衰老。这个时候就得用温经汤，吃了以后还能够使这朵枯萎的玫瑰花重新盛开。第三种是一些更年期的妇女们，本来是朵盛开的玫瑰花，人是神采奕奕的，两眼睛放光，但是月经一绝，人一下子就枯萎掉了，疲劳，乏力，缺乏激情，体重骤降，曲线没了，臀部也不圆润了，肚子也松弛了，阴道干枯了，而且还会出现很多不适，比如晚上睡不着，记忆力下降，肠胃紊乱，或腹胀，或莫名其妙地腹泻不止。这些女人就可以服用温经汤。这好比是给干瘪的玫瑰花洒点水，可以再鲜亮一段时间。

谈经方之小方治大病

方剂组成的分类最早见于《素问·至真要大论》"治有缓急，方有大小""君一臣二，奇之制也；君二臣四，偶之制也""奇之不去则偶之，是谓重方"。金代成无已在《伤寒明理论》中将其总结为七方，即大方、小方、缓方、急方、奇方、偶方、复方。

一般来说，大方是指药味多的方剂，十多味或数十味，甚至上百味；小方是指药味少的方剂，多在五六味以内，甚至一二味。陈士铎在《本草新编·七方论》说："夫小方所以治轻病也，轻病多在上，上病而用大方，则过于沉重，必降于下而不升于上矣。小方所以治小病也，小病多在阳，阳病而用大方，则过于发散，必消其正而裒其邪矣。"陈士铎认为小方只能治小病、上病、阳病，则有失偏颇矣。

小方药味少，药量多偏大，指向明确，靶点精准，功专力宏，犹如特战小分队，善长驱直入，直捣黄龙，于百万军中斩上将首级，消除病灶，解除病痛。大方药味多，用量多偏小，多用于病情复杂，症状纷繁，难于速决，犹如大部队作战，宜先易后难，分步推进，步步为营，标本兼治，寒热同调，积小胜为大胜，最后邪去正安，功德圆满。

《内经》云"间者并行，甚者独行"是很有道理的。以下兹举数例经方小方治大病案例。

葛根黄芩黄连汤

葛根黄芩黄连汤出自《伤寒论》34条："太阳病，桂枝证，医反下之，利遂不止，脉促者，表未解也，喘而汗出者，葛根黄连黄芩汤主之。"本证下利为太阳病误下，邪气入里化热，下迫大肠所致。虽云表里同病，实邪已传里，以里热为主，表证已轻。尤在泾《伤寒贯珠集》云："其邪陷于里者十之七，而留于表者十之三。"可见本方以清解里热为主，宣散表邪次之。

著名老中医岳美中教授曾治一3岁男孩，高热达40℃，人迎脉数，面赤，汗出微喘，为有表邪；舌黄不燥，呕恶上逆，大便溏泄且次数多，是脾胃蕴有暑湿，夹热下利。乃予葛根黄芩黄连汤原方，连服3剂而热减，大便转佳，呕恶亦止，继服此方，很快痊愈出院。

芍药甘草汤

芍药甘草汤出自《伤寒论》29条："伤寒脉浮，自汗出，小便数，心烦，微恶寒，脚挛急，反与桂枝汤，欲攻其表，此误也。得之便厥，咽中干，烦躁，吐逆者，作甘草干姜汤与之，以复其阳；若厥愈足温者，更作芍药甘草汤与之，其脚即伸。"汗出多了，津液丧失，人就虚了，四肢厥冷，咽喉干，烦躁，呕吐，应该服用甘草干姜汤，恢复人的阳气。如果服用之后，四肢不厥冷，脚暖和了，就可以进一步使用芍药甘草汤，脚腿痉挛就好转了，脚就可以伸展了。因此，芍药甘草汤又被称为"去杖汤"，可以让拄拐杖的人扔掉拐杖，健步如常。

国医大师禤国维教授早前到我院开诊时曾提到中山籍名医程祖培先生，禤老谈到自己年轻时跟随程先生门诊，曾见一妇人因严重脚抽筋被人背来就诊，程先生看毕，断为芍药甘草汤证，处予白芍二两，甘草一两。患者看到只有2味药，有些疑虑，程先生说："试试吧，试试吧。"服完3剂后，患者自己走路来复诊了。禤老对此案印象深刻，以后在自己的病例中，每每遇到腿抽筋患者，即配入芍药甘草汤。

芍药甘草汤原方的用量是芍药甘草各四两，后世医家则常根据临床调整比例，如《朱氏集验方》调整为6∶1，《伤寒论方解》调整为5∶2至2∶1，黄煌教授常用3∶1或6∶1。

桂枝甘草汤

桂枝甘草汤出自《伤寒论》64条："发汗过多，其人叉手自冒心，心下悸，欲得按者，桂枝甘草汤主之。"汗血同源，夺汗则亡血。发汗过多，则血液亡失亦甚，心气不足故悸，汗多出于上部，下部津液骤然失调，因致自觉有气上冲，其人不得不叉手自抚按于心，欲抑制其心下的上冲和悸动不适。

桂枝甘草汤中桂枝四两，炙甘草二两，因此方为"顿服"，即一次性服完。经方中大多数是分三次服完的，因此可以说桂枝甘草汤是经方桂枝用量最大者，折算现在用量达60g以上。方中桂枝味辛性温，入心通阳；炙甘草甘温，益气补中。二者配伍，辛甘化阳，补益心阳。本方是温心阳之基础方，药味专捷，又取"顿服"，意在急复心阳。

小方、大方属于方剂分类法和制方法，各有其特定含义和适用范围，没有谁好谁差之分。医圣张仲景擅用小方，280多首经方中，药味在7味以下的占总数的90%，5味以下的占70%，只有1味药的也有14首。金元四大家之一李东垣却善用大方治病，如"韩信点兵，多多益善"。临证时，既不赞成不加辨证地滥用大方大包围，也不赞成夸大小方作用，把小方当作偏方神药。岳美中先生说过："治病只有因人、因证、因时、因地制宜，选方用药才能不偏不倚，恰中病机。"其可谓警世名言。

被忽视的黄芩汤

黄芩汤出自《伤寒论》172条："太阳与少阳合病，自下利者，与黄芩汤；若呕者，黄芩加半夏生姜汤主之。"黄芩汤组成及用法：黄芩三两，甘草（炙）、芍药各二两，大枣十二枚。水一斗，煮取三升，去滓，温服一升，日再夜一服。

条文中之"太阳与少阳合病"是省略词，此处"太阳"是指"身热、汗出、头目痛"这些类似于太阳中风表证的证候，而"少阳"是指"腹中痛、呕恶、下利"等类似少阳半里的病症。方中黄芩是主药，黄芩有枯芩、子芩、条芩之分。黄芩内部枯者叫枯芩，内部实在者叫子芩、条芩。枯芩质轻走上，善清肺火；子芩质重向下，善清大肠之热，故有"枯清肺火子清肠"之谓。邹润安在《本经疏证》中指出，仲景用黄芩有三耦：与柴胡为耦，可治气分之热；与芍药为耦，可治血分之热；与黄连为耦，可治湿生之热。因柴胡能开气分之结，不能泄气分之热；芍药能开血分之结，不能清迫血之热；黄连能治湿生之热，不能治热生之湿。

黄芩汤与小阴旦汤

伊尹《汤液经法》中小阳旦汤和小阴旦汤都用来治疗外感天行病，只不过一个偏热，一个偏寒，故分别以阴阳二旦命名。陶弘景曰："外感天行之病，经方之治，有二旦、六神、大小等汤。昔南阳张机，依此诸方，撰《伤寒论》一部，疗治明悉，后学多尊奉之。”

从小阳旦汤、小阴旦汤组成来看，二者均为5味药，且4味相同，所不同者是小阳旦汤以桂枝为主药，而小阴旦汤则以黄芩为主药，其余4味药均为芍药、生姜、甘草和大枣，且剂量相同。小阳旦汤是桂枝配芍药，加上姜枣草；小阴旦汤则以黄芩配芍药，加上姜枣草。按《神农本草经》所载，桂枝偏于辛温，黄芩偏于苦寒，芍药性味苦平，因此，小阳旦汤功在辛温发散，当属阳，小阴旦汤则是苦寒清热，故属阴。可见，小阳旦汤即是桂枝汤，小阴旦汤即是黄芩汤去生姜。有专家推测，仲景去掉有道家色彩的“阳旦、阴旦、六神”等称谓，改为以汤中主药来命名（如桂枝、柴胡）方剂，是《伤寒论》特色之一。由上可知，黄芩汤与黄芩加半夏生姜汤，均和古方小阴旦汤血缘极深，均偏寒，清气血之热。黄芩汤清热利，病位在大肠；黄芩加半夏生姜汤下清热利，上止呕吐，病位则在整个胃肠。

黄芩汤与小柴胡汤

《伤寒论》263条：“少阳之为病，口苦、咽干、目眩也。”历来被认为是少阳病的提纲证，即外邪（经太阳经转入或是直中）进入少阳经，其病症特点是口味发苦、咽喉干燥、眼睛发花，造成上窍出现郁火之象。因此，少阳病提纲证病机特点是邪入少阳，病位在半表半里，邪气既不能通过发汗而从表解，又不能通过吐下而从里泄，故成郁火，火性炎上，郁火上攻，故而出现“口苦、咽干、目眩”等头面五官诸症。因没有脾胃虚弱的表现，故不宜用小柴胡汤。因为小柴胡汤中有人参、炙甘草、大枣等甘温益中之品，生姜性温走散，在此处也不宜用，能用的只有柴胡、黄芩，其中黄芩清泄上焦邪热，柴胡辛凉宣透解表，如将炙甘草改为生甘草则可用，生甘草性凉可清热解毒，味甘可缓郁火上冲。

《伤寒论》96条："伤寒五六日，中风，往来寒热，胸胁苦满，默默不欲饮食，心烦喜呕，或胸中烦而不呕，或渴，或腹中痛，或胁下痞硬，或心下悸，小便不利，或不渴，身有微热，或咳者，小柴胡汤主之。"其中"往来寒热，胸胁苦满，默默不欲饮食，心烦喜呕"被后世称为小柴胡汤四大症。小柴胡汤证之病机为少阳郁火，伴有脾胃虚弱，中虚容易停饮，郁火夹饮既可横克脾胃，也可上扰心神。如果没有脾胃虚弱、痰饮内停的病机存在，是不宜直接用小柴胡汤的，用了反而容易助热，使少阳郁热不去。小柴胡汤证的病因病机正如《伤寒论》97条所说："血弱气尽，腠理开，邪气因入，与正气相搏，结于胁下。"中气虚弱的病理基础是前提，邪气才可突破太阳表层进入少阳半表半里，因此，邪在少阳，脾胃已虚是小柴汤证的实质所在。

黄芩汤与吴茱萸汤

黄芩汤证病位在少阳，吴茱萸汤证病位在厥阴，少阳与厥阴相表里，均属半表半里，黄芩汤清半表半里热证，吴茱萸汤治半表半里寒证。黄芩汤（黄芩、芍药、甘草、大枣）与吴茱萸汤（吴茱萸、人参、生姜、甘草）均为四味药。黄芩汤主药黄芩性寒清热，配芍药既可清气分之热，又可清血分之热；吴茱萸汤主药吴茱萸性热散寒，配人参补胃虚以助散寒，又助胃气和降以止呕。吴茱萸汤证偏在上、在胃，症见呕，病性属虚属寒。黄芩汤证偏在下、在肠，症见利，病性属实属热。

黄芩汤与葛根芩连汤、白头翁汤

《素问·灵兰秘典论》云："大肠者，传道之官，变化出焉。"传道即传导，也就是传导不洁之糟粕；变化，就是将糟粕变成有形之粪便，并排出体外。如果大肠有热，可能会出现两种转归：一是热注大肠后，损伤大肠的阴津，由热化燥，表现为大便秘结；二是热在大肠，由于热性急速，使大肠蠕动加快，并迫使大肠内的津液渗出，表现为大便泄泻，为热利，多见于各种肠炎。中医治疗前者要通腑泻热，即用苦寒泻药泻热通便，可用大承气汤、小承气汤、调胃承气汤等类方；而后者的治疗要采用清肠止泻的方法，可采用葛根芩连汤、黄芩汤或白头翁汤等方剂。陈明教授对以上三方的临床应用有很好的经验总结：

葛根芩连汤主治热性腹泻

葛根芩连汤是治疗热性泻利的良方，包括各种急、慢性肠炎，只要是大肠有热的，用之即效。肠炎有寒有热，如果拉出的大便松松散散不成形状，气味腥臭不明显，甚至是吃什么拉什么，俗称为"直肠子"，多是寒证，《伤寒论》用桂枝人参汤、理中汤、附子理中汤等治疗。如果拉出的大便是糊状，黏黏稠稠，黏在便盆上冲不下去，或拉出的虽为清水，但臭秽异常者，都是属于大肠有热，用葛根芩连汤治就最好。

黄芩汤治热性腹痛泄泻

黄芩汤也是治疗大肠热利的，本方的适应证也与葛根芩连汤一样有大便黏泻，肛门灼热，所不同的是黄芩汤治热利伴腹痛一症比较明显，这是因大肠热是从肝胆而来，气机壅滞较明显，所以用芍药与甘草相配，是缓解平滑肌及神经痉挛的有效方剂，黄芩汤一边用黄芩清除胆热、大肠热，一边用芍药甘草汤缓解大肠痉挛，故大便前腹痛明显的热性泄泻用黄芩汤较好，如泄泻严重的，也可用葛根芩连汤加芍药变通。

白头翁汤治热性痢疾

《伤寒论》说："热利下重者，白头翁汤主之。"热利，就是热性的下利，在这里主要指因大肠湿热导致的痢疾，表现为大便泻下不爽，脓血夹杂，腹痛下坠，专业术语称作"里急后重"。

许叔微活用麻黄汤

许叔微（1079—1154），字知可，宋真州（今江苏仪征县）白沙人，南宋医学家。绍兴二年（1132年）中进士，历任徽州、杭州府学教授及翰林学士，人称许学士，与抗金名将韩世忠将军（与岳飞齐名）是好朋友。著《普济本事方》《伤寒百证歌》《伤寒发微论》《伤寒九十论》等书。许叔微一生为百姓看病从不收诊金，医德高尚，为人至善，医术精湛，尤擅经方，是我极为敬重的医家之一。

许叔微自幼父母因病双亡而成孤儿，年少时生活极苦，仍迎难而上发奋习医。南宋建炎元年（1127年），真州疾疫大作，许叔微上门挨家挨户为患病百姓诊治而不收诊金，几个药店老板感于其义举，乃跟在许叔微身后免费为疫民提供药物，病人因而十活八九。许叔微是宋代研究《伤寒论》的大家之一，对辨证施治理论多有阐述和补充。他说："伤寒治法，先要明表里虚实。能明此四字，则仲景三百九十七法，可坐而定也。"许叔微《伤寒九十论》用麻黄汤者凡四案，大抵谨遵仲景法度。其治邱忠臣一案，令人感慨。其案如下：

"乡人邱忠臣，寓毗陵存福寺，病伤寒。予为诊视，其发热头疼烦渴，脉象浮数无力，自尺以下不至。予曰：虽麻黄证而尺迟弱。仲景云：尺中迟者，营气不足，血气微少，未可发汗。予与建中汤加当归、黄芪，令饮之。翌日，病者不耐，其家晓夜督发汗药，其言至不逊，予以乡人隐忍之，但以建中调理而已。及六七日，尺脉方应，遂投以麻黄汤，啜第二服，狂言烦躁且闷，须臾稍定，已中汗矣，五日愈。”

以上医案可看出许叔微诊治的乡下人邱忠臣，“病伤寒”，即有伤寒表寒实证，为麻黄汤证，但因“脉无力，自尺以下不至”，说明营血不足，血脉不充。血汗同源，虽应该通过发汗以祛除寒邪，但汗源不足，不敢贸然发汗，因为仲景《伤寒论》中明示“尺中迟”“尺中弱”不可发汗。遂与小建中汤加当归、黄芪以温补脾胃，益气生血，使正气渐复，这本是正确之举。但“病者不耐”，病人及家属不耐烦了，“其家晓夜督发汗药”，家属白天夜晚不断催促发汗：“你不是说要发汗才能治好病吗？怎么还不发汗呀？！”甚至家属开始谩骂许叔微了（其言至不逊）。许叔微“以乡人隐忍之”，考虑到病人是乡下人，不与其计较，仍耐心劝解病人及家属，坚持用小建中汤温补气血，补充汗源。“及六七日，尺脉方应”，过了六七天，等到病人血脉充盈，应指有力之后，才投以麻黄汤发汗。“啜第二服，狂言烦躁且闷”，许叔微经验丰富，认为是正常的反应，正气旺盛，与邪相争而激奋，出现些许反应很正常，果然，“须臾稍定”，很快病人平静了，开始出汗，再过五天病人就完全好了。

这一则真实的医案记载，可以看出许叔微虽遵仲景“尺中迟者，不可发汗”的遗训，却先用补法，再以汗法而愈，足见他是一位严谨而又颇能灵活变通的经方家。许叔微写《伤寒九十论》时已经70岁了，书中虽未说明诊治邱忠臣的具体时间，但推测很可能是许叔微进士及第以后。试想一个中过进士的大医生，而且还是翰林学士，免费为一个乡下人治病，还要受病者及家属的无理指谪及谩骂而不计较，其医德人品，堪为后世医家学习和敬仰，也说明医生与病家的沟通何其重要！

《伤寒九十论》不仅仅是最早的伤寒医案专集，也是我国第一部医案专著，该书在医案学发展史上以及仲景学术临床应用方面均有不容忽视的开创意义。如治热入血室用小柴胡加地黄汤，用大柴胡汤治二阳合病，主张大黄为伤寒之要药，生用有力，不需酒洗，桂枝汤中的赤芍白芍辨等论皆高出前人，反映了许叔微有很高的理论水平与丰富的治疗经验，被后世尊为经方派的代表人物。

引阳入阴：二加龙骨汤

二加龙骨汤见于《金匮要略·血痹虚劳病脉证并治》桂枝加龙骨牡蛎汤后注文："《小品方》云：虚弱浮热汗出者，除桂加白薇、附子各三分，故曰二加龙骨汤。"《小品方》早佚，其佚文散见于《外台秘要》《医心方》中。二加龙骨汤由芍药、炙甘草、白薇、大枣、附子、龙骨、牡蛎、生姜组成，以酸甘苦寒、益阴泄热与甘温扶阳同用，敛降并存，刚柔相济，具有引阳入阴之效。

名家经验

清·陈修园对此有精彩批注："《小品》云，虚弱浮热汗出者，此方除桂加白薇、附子各三两，名曰二加龙骨汤。盖以桂性升发，非阴虚火亢所宜。况此证之汗，因虚阳鼓之而外溢，必得白薇之苦寒泻火即是养阴，附子之辛热导火亦是养阴，功同肾气丸。但肾气丸《金匮要略》中五见，皆从利小便中而治各证，不若此方之泛应曲当；究之偏于阴虚者宜此。""泛应曲"当是指广泛适应、无不恰当之意。肾阴亏虚，虚阳上浮，鼓阳外出，故见汗出。桂枝性温，升发耗阴助热，故去之不用。陈修园认为二加龙骨汤功同肾气丸，但适应范围更广。但是否"偏于阴虚者宜此"，则是有争论的。

岭南伤寒"四大金刚"之一的易巨荪有一则精彩的二加龙

骨汤医案："同邑李次帆茂才，亦同窗。夜不得睡，心烦汗出，饮食无味，形窍憔悴。予初拟酸枣仁汤，从肝着眼，以人寤则魂寓诸目，寐则魂归诸肝也。不瘥。改用引阳入阴法。用二加龙骨汤，五服痊愈。以昼为阳，夜为阴也。"

上案症见"夜不得睡，心烦汗出，饮食无味，形窍憔悴"，诊为阴血亏虚，烦热扰心，予酸枣仁汤养血安神，清热除烦，竟不效。改用二加龙骨汤，养阴潜阳，引阳入阴而痊愈，因"阳入于阴则寐也"。经方大师胡希恕用二加龙骨汤常不去桂枝，取桂枝降逆之效，亦愈病无数。

辨证要点

江苏名医曹永康临证运用二加龙骨汤，着眼于"虚弱浮热"四字，可谓抓住辨证要点。

辨浮热

浮热有似烘热，以身半以上为著，或面部升火泛红（非颧红）。患者自觉阵阵烘然热起，按其肌肤反不甚热。此种热体温计测不到，甚至体温反低（非阴虚低热），烘热起时则心烦汗出肤冷。阳越阴泄，烘热得暂平，个别患者汗出后恶寒恶风。

辨脉象

脉浮缓（宽缓）而弱，为阳张于外，气泄于内。如虚弦而动数不静，为阳气浮动，阴失宁静。虚弦芤迟，为阳浮于上，阴凝于下。再者，应注重诊切尺脉，尺脉无力而寸关浮数，为下虚阳浮。尺部浮露，轻按虚大，重按不实，为阳不敛藏，阴失内守。

辨舌象

此证多舌质前半色红，或舌边色红，苔薄白或根苔色白微黄。如舌苔根中白厚，则为阳浮阴凝。

辨脐腹

小腹属肾，脐主关元。按脐动气虚跃不息，小腹绵软乏弹力，多属阴虚阳浮。如小腹板窒欠活力，脐动筑然，则多下寒阳越。如脐跃应手动数，上及于脘，则为相火失位，阳越上冲。

配伍特点

附子配白薇

取附子温导浮阳，守而不走；白薇苦寒坚阴，泄热导下。合而寒热互用，导火泄热，阴阳自安。

龙骨配牡蛎

取龙骨潜阳摄纳，牡蛎咸降益阴，合为用阳和阴之法。

白芍配甘草

酸甘化阴，养阴以清虚热，使浮热泄降，以阴平阳秘。甘、枣共用，从中宫以运上下。合观全方，以温为正治，以清为反佐，真寒假热，虚阳上浮，为本方证治特点。

第四部分

经方源流理论探微

当其位则正，非其位则邪

正邪是中医学术语，属阴阳之范畴，其含义并非固定不变的。

《素问·六微旨大论》关于正邪的论述，黄帝与岐伯有一段非常经典的对白，原文如下：

帝曰：盛衰何如？

岐伯曰：非其位则邪，当其位则正，邪则变甚，正则微。

帝曰：何谓当位？

岐伯曰：木运临卯，火运临午，土运临四季，金运临酉，水运临子，所谓岁会，气之平也。

帝曰：非位何如？

岐伯曰：岁不与会也。

春温、夏热、秋凉、冬寒是四季与天气寒热的常态对应关系。春生、夏长、秋收、冬藏，揭示的是四季与人体生命活动的对应关系。天人相应，原文中的“非其位则邪，当其位则正”，说的是四季寒热对人体阴阳的影响。如冬天本应寒冷，春天本应暖和，如果季节天气“非其位”而逆变，冬反暖，春反寒，则为邪矣，人就会容易得病。“邪则变甚”，即变化剧烈动荡，超出人体的承受能力，甚至可能蕴成疫情而发生传染病，如“非典”。“正则微”，即天气顺其位，季节的更替变化对人体的影响就会非常微小，季节更替顺利畅达，天地和泰，人畜安康。

因此，清·郑钦安云："正也者，阴阳太和之气也……邪也者，阴阳中不正之气也。"正与邪并非固定一成不变的，而是可以相互转化的，当其时、当其位、当其人则正，非其时、非其位、非其人则邪，"非其位则邪，当其位则正"可引申之意远矣。

昔唐太宗谓魏徵云："朕观炀帝之诗文，亦尧舜之君也，奈何其骤亡如是？"魏徵对曰："炀帝乃口诵尧舜之言，身行桀纣之事，安能不亡！"历来祸国殃民者，莫不堂而皇之，假仁义以售其私欲。邪人说正法，其祸远甚于其说邪法，因之最能蒙蔽善众。正人说正法行正事，如医者善药治病，行正事得正果；正人有时用邪法，如毒药治病，以毒攻毒，实乃不得已而偶为之，虽邪亦正，旨在拨乱反正也。

中国哲学史上比较典型的人性论观点有四种：性三品论，性善论，性恶论，性无善恶论。曹雪芹超越了传统的正邪善恶观念，指出了第三种人性——正邪两赋（即情派），借贾雨村之言"若非多读书识事，加以致知格物之功，悟道参玄之力，不能知也"，为读者指明了一条后天修养之路。

辨别正邪、对错、美丑等，是要看参照物的，看你站在哪个角度看问题。还是黄药师说得中肯："邪中自有三分正，正中自有三分邪。"既要看到正邪的对立性，更要看到正邪的统一性，正中有邪，邪中有正，不正不邪，亦正亦邪。正邪是矛盾的统一体，正胜邪，可能是量变；邪胜正，却可能是革新。正邪的矛盾性，是推动事物不断向前发展的内在动力。

探讨六经病“欲解时”的临床意义

全国统编教材《伤寒论讲义》云：“论中六经皆有欲解时一条，因尚不能指导临床，当存疑待考。”历代医家也对此多置而不论，六经病“欲解时”这一非常重要的理论未受到临床应有的重视。

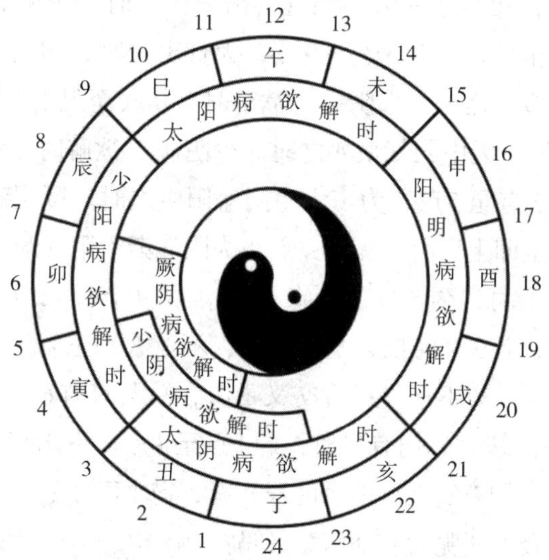

《伤寒论》除列出了六经病的提纲证外，也明确提出了六经病的“欲解时”，分别是：

9条：太阳病，从巳至未上。（9点～15点）

193条：阳明病，欲解时，从申至戌上。（15点～21点）

272条：少阳病，欲解时，从寅至辰上。（3点～9点）

275条：太阴病，欲解时，从亥至丑上。（21点～3点）

291条：少阴病，欲解时，从子至寅上。（23点～5点）

328条：厥阴病，欲解时，从丑至卯上。（1点～7点）

一天有12个时辰共24小时，如果平均分配的话，六经病“欲解时”应该各占2个时辰，但事实却不是如此。从以上可看出，六经病“欲解时”，各占3个时辰。从《伤寒论》中条文可知，太阳、阳明、少阳三阳病“欲解时”占了9个时辰，即从3点至21点共18个小时。其中太阳病“欲解时，从巳至未上”，为9点至15点，为日中之时，相当于一天中阳气最旺盛之时。阳明病“欲解时，从申至戌上”，从15点至21点，为日落之时，相当于一天中阳气逐渐减少之时。少阳病“欲解时，从寅至辰上”从3点至9点，为日出之时，相当于一天中阳气逐渐增加之时。太阴病“欲解时，从亥至丑上”，从21点至3点，为一天中阴气最盛之时。少阴病“欲解时，从子至寅上”，从23点至5点，为一天中阴盛阳生之时。厥阴病“欲解时，从丑至卯上”，从1点至7点，为阴气渐少阳气渐旺之时。

从以上可以看出，从3点至21点共9个时辰为三阳病平均分配的，各3个时辰，是连贯的，不重叠。三阴病虽然也是各3个时辰，却不连贯而且交叉重叠，总共只有6个时辰。三阴病中“欲解时”均有丑时，即1点至3点。少阳病与厥阴病“欲解时”，均有寅及卯两个时辰，有2个时辰的交叉重叠。

为何会如此呢？有临床意义吗？

首先要对“欲解时”有一个正确的理解。

一日之中，阴阳是在消长中取得动态平衡的。《素问·金匮真言论》：“平旦至日中，天之阳，阳中之阳也；日中至黄昏，天之阳，阳中之阴也；合夜至鸡鸣，天之阴，阴中之阴也；鸡鸣至平旦，天之阴，阴中之阳也。”《灵枢·顺气一日分为四时》：“春生夏长，秋收冬藏，是气之常也，人亦应之。以一日分为四时，朝则为春，日中为夏，日入为秋，夜半为冬。”

仲景所谓六经病的“欲解时”，也就是六经经气各自的旺盛之时。在六经病的过程中，如果人体正气恢复，此时最容易借助自身之力而祛邪于外，故病最可能愈于此时。但临床上也出现疾病非但不愈，反而病变加重的情况。

历代诸医家大都被“欲解时”的“解”束缚，认为“解”为解除、治愈的意思。

顾植山教授将“欲解时”释为“相关时”，我认为切合临床。《说文解字》：“解，判也。”字形采用“刀”作偏旁，表示用刀判牛角。一种说法认为，是解廌，剖解兽体，可以理解为分解、分离的意思。庖丁解牛的“解”，即分解、剖开的意思。因此，“欲解时”的“解”，引申为分水岭，分开处，“相关时”。即疾病到了这个时辰，或者向好的方面发展，疾病好转；或者向坏的方面发展，疾病加重甚至死亡。

据临床观察，一天之中，最危险的时刻要数凌晨丑至卯三个时辰（即1点至7点）。据文献报道，一年中最危险的月份要数丑月（12月），该月份死亡人数居全年各月之首，占死亡总数的10.4%。一天之中，凌晨丑至卯三个时辰死亡的人数占全天死亡人数的60%。传染病患者死亡率最高的时间点在凌晨5点半左右（卯时）。凌晨是一天之中气温最低的，寒气最重，最易耗损阳气，削弱人体的免疫能力，因此可以说从丑时到卯时是危重症患者最危险的时刻。而丑时到卯时正是少阴和厥阴病的欲解时刻，如果经气旺盛，人体正气强大到足以祛除病邪，则疾病好转向愈。如果正气虚弱，根本不足以抗邪，但人体正气在经气稍旺之时出于本能仍奋起抗邪，最终正气与病邪相争而更虚甚至全军覆灭，则有可能疾病加重甚至出现死亡。临床观察所见“回光返照”现象屡见不鲜，就很能说明问题。三阳病多为实证、热证，病变多不重。三阴病多为虚证、寒证，病变较重，其中少阴病、厥阴病比太阴病更危重，《伤寒论》中的死证多出现在少阴病和厥阴病，如癌症晚期、大手术术后、各种休克、多器官功能衰竭等，多见于少阴病和厥阴病，预后较差。因此，辨为少阴病和厥阴病的重病患者，在丑至卯三个时辰应尤为重视，多加看护。

六经病“欲解时”的临床意义在于辅助辨证治疗和预示疾病转归，只要运用得当，是有其临床意义的。

笔者近来运用六经病“欲解时”理论治疗的两个医案示于下：

医案一

患者男性，50岁，反复下午发热5天。患者因“双侧颈部肿痛3天”于2017年7月18日11：38由门诊拟“1.颌下蜂窝织炎；2.双侧急性颌下腺炎”收入我院耳鼻咽喉科住院。入院时症见：神清，双侧颈部及颌下疼痛、肿胀，无发热，无恶寒，无头痛头晕，无心悸胸闷，胃纳、睡眠正常，二便调。入院查体：双侧颌下腺肿胀变硬，颈部皮肤潮红，压痛。超声（2017-07-18）考虑双侧急性颌下腺炎并双侧颌下淋巴结肿大，谷丙转氨酶226U/L，谷草转氨酶237U/L，血小板数量偏少。入院后予抗感染及护肝治疗，经治疗4天后患者颌下肿痛明显消退，血小板数量上升，肝功能也好转，患者本想出院，但于7月22日下午出现发热，每日下午5点开始出现高热，体温最高约39.4℃，发热伴全身皮疹及瘙痒，至凌晨可自行退热，每日反复，已连续5天，胃纳好，二便调，无汗，无全身酸痛、烦躁等不适。舌红少苔，脉浮大数。考虑到患者每日下午5点开始出现高热，为酉时，考虑有阳明里证，辨为表寒里热的大青龙汤证，予大青龙汤：

麻黄15g，桂枝10g，白芍10g，炙甘草5g，黑枣15g，生石膏45g，苦杏仁10g，生姜10g。水煎服，1剂。

服药后全身汗出明显，脉静身凉，体温降至正常。

医案二

患者男，49岁，1年多以前不明原因开始盗汗，每晚能正常入睡，约凌晨3点后大汗，以头颈部、胸背部及双上肢为甚，腰以下基本不出汗，上衣及枕头湿透方醒，需起床更换衣服及枕头才能重新入睡。每年的秋冬即天气转凉后盗汗自止，春夏气温升高后盗汗又开始，夏天即使空调开到很低温度时仍然有盗汗。曾到医院检查未发现明显异常，治疗亦无效，因除盗汗外无其他明显不适，故拖到现在。治疗过程如下：

25日上午刻诊：患者体壮，精神好，唇红，声音洪亮，约凌晨3点盗汗，以上半身为主，头部出汗最严重，腰以下基本无汗，无明显发热恶寒恶风，偶有胸闷心悸，善太息，口中和，胃纳好，大便干结，小便正常。舌红，脉弦有力。辨为少阳阳明合病，用小柴胡加白虎汤加减：

北柴胡10g，黄芩10g，清半夏10g，党参10g，生姜10g，大枣10g，甘草5g，石膏45g，知母10g，大黄5g。3剂，每天1剂，水煎服。

28日上午刻诊：患者诉25日下午服第一剂后当晚盗汗即明显减少，随后盗汗逐渐减少，昨晚（即今天凌晨）基本无盗汗，稍有点身热的感觉，但无汗出，大便转软但不溏烂，无胸闷心悸。仍辨为少阳阳明合病，用小柴胡加石膏汤：

北柴胡10g，黄芩10g，清半夏10g，党参10g，生姜10g，大枣10g，甘草5g，石膏45g。1剂，水煎服。患者夜间睡眠好，无盗汗，二便通调。痊愈出院。

此例亦是考虑到病变发作有时间规律性，多在凌晨3点左右盗汗，为寅时，故考虑有少阳证。此外，阳明里证明显，故辨为少阳阳明合病，用小柴胡加白虎汤而治愈。

少阴为枢还是厥阴为枢

《素问》第六篇“阴阳离合论”说：“是故三阳之离合也，太阳为开，阳明为阖，少阳为枢；是故三阴之离合也，太阴为开，厥阴为阖，少阴为枢。”张介宾《类经》：“太阳为开，谓阳气发于外，为三阳之表也。阳明为阖，谓阳气蓄于内，为三阳之里也。少阳为枢，谓阳气在表里之间，可出可入，如枢机也。太阴为开，居阴分之表也。厥阴为阖，居阴分之里也，少阴为枢，居阴分之中也。开者主出，阖者主入，枢者主出入之间，亦于三阳之义同。”以上论述，似已定论，特别是少阳为枢，符合临床，无人异议。但是在三阴中少阴为枢还是厥阴为枢？少阴为枢还是厥阴为枢更有临床意义？

开阖枢的含义

中医常用“开阖枢”理论来阐述阴阳的气化形式和气化机制。以“开阖”来概括气化过程中的升降出入运动，以“枢”来说明升降出入运动的调控与承接。用“开阖枢”来比拟人体的生理现象和病理变化，在中医理论和临床上均应用广泛，有重要意义。

开为开发、升浮

太阳为巨阳，为阳气之最。太阳的“开”是指阳气气化中的开发和外达，主要表现为阳气外达于表的生理和病理变化。

阳气外达于表即卫气，卫气所发挥的作用有宣发、卫外、温煦、固摄等。如太阳的“开”机不利，即阳气气化中的开发和外达发生现障碍，出现“发热恶寒、头项强痛、脉浮”等症，就表现为太阳病。

太阴为三阴，为阴气之最。太阴的“开”是指阴津气化中的化生和布散，主要表现为阴津外达和布散的生理和病理变化。《素问·经脉别论》：“饮入于胃，游溢精气，上输于脾，脾气散精，上归于肺，通调水道，下输膀胱。水精四布，五经并行，合于四时五脏阴阳揆度，以为常也。”因此，津液主要由脾与肺来运化和布散。如太阴的“开”机不利，即阴津气化中的化生和布散出现障碍，出现“腹满时痛、吃不下、自利益甚”等，就表现为太阴病。

阖为合内、敛降

《素问·至真要大论》云“帝曰：阳明何谓也？岐伯曰：两阳合明也。帝曰：厥阴何也？岐伯曰：两阴交尽也。”阳明的“两阳合明”，合不是汇合、叠加的意思，应理解为与“开”相对应，是合拢、聚合的意思。刘力红《思考中医》：“是把阳气从一种生发的状态、释放的状态收拢聚合起来，使它转入蓄积收藏的状态。”阳明的“合”承接太阳的“开”，是发布、外散为用的阳气转为敛降、内收为用的气化过程。气的运动形式表现为升降出入。如果说在机体升降出入的气化过程中，太阳的“开”主要是使阳气升、出，相对应阳明的“合”就是以阳气的降、入为主。阳明的“合”承接了太阳的“开”，如阳气合内敛降于阳明，在生理上是为太阴化生和布散水谷精微提供了动力支持，因为阳明太阴互为表里也。如阳明的合内敛降功能失调，阳气不能内敛而外散，热灼阴津，则表现为内外俱热的白虎汤证。如阳明不能沉降，燥屎内结，则表现为承气汤证。

枢为枢机、承接

枢，《说文解字》“户枢也”，《易·系辞》“制动之主”，引申为中心、关键。“枢”之本义，是指运转门户之枢轴，又称“枢机”，为气血阴阳升降出入之关键所在。中医开阖枢之“枢”为枢纽，为变化的枢机，或由阳入阴，由阴出阳，或由表入里，由里出表，或从上降下，从下浮上等，皆由枢机来转化承接。如少阳在生理上充斥表里，宣布三焦，流畅通达，温煦周身，正合枢之本性。如少阳枢机不利，气机不畅，临床上可表现为“寒热往来、胸胁苦满、默默不欲饮食、心烦喜呕和口苦、咽干、目眩”等，即少阳病也。

从八纲理论认识开阖枢

民国名医陈逊斋在《重订通俗伤寒论六经病理》说：“太阳少阴皆为表，太阳之表为发热恶寒，少阴之表为无热恶寒。阳明太阴皆为里，阳明之里为胃实，太阴之里为自利。少阳厥阴皆为半表半里，少阳之半表半里为寒热往来，厥阴之半表半里为厥热进退。”当代伤寒名家胡希恕、冯世纶亦以八纲析六经，认为太阳为表阳证，少阴为表阴证，阳明为里阳证，太阴为里阴证，少阳为半表半里阳证，厥阴为半表半里阴证，为经方界所推崇，用之临床多验。少阳与厥阴互为表里，既然少阳为阳中之枢无异议，与之相对应的厥阴为阴中之枢应理所当然，而不应“少阴为枢”。

厥阴为枢比少阴为枢更有临床意义

《伤寒论》关于六经病的论述是按照太阳→阳明→少阳→太阴→少阴→厥阴的顺序来展开的，仲景如此安排大有深意，亦切合临床实际，很有临床指导意义。

少阳与厥阴关系密切，少阳与厥阴互为表里。少阳为由阳入阴，具有自表而里枢转阳气之功；厥阴为阴尽阳生，具有自内而外疏泄气血之力。少阳病处半表半里，病位在上为主，在表为主，病性为寒热夹杂，表现为往来寒热，以热为主。厥阴病亦处半表半里，病位在下为主，在里为主，表现为厥热胜复，以寒为主。少阳病代表方为小柴胡汤，解表为主，兼清里热。厥阴病代表方为乌梅丸，温下为主，兼清上热。因此，同处于半表半里的少阳与厥阴为枢更有临床意义。

在临床中重视枢机作用

柯琴说“六经钤百病”，六经并非仅治外感热病，应为百病立法。在临床上重视枢机作用，凡寒热错杂、虚实共见、表里同病，病情复杂缠绵的病证，不妨考虑少阳与厥阴的枢机变化，着重和解枢机，调畅气机，使阴阳之气得以顺接，上下之气得以升降，表里之气得以畅通，则思过半矣。临床上多见“少阳郁则化火，三焦滞则水停”。治疗上宜“横看表里，竖看三焦”。外感病多从少阳着眼，和解少阳，使气机出入畅顺。内伤病多从三焦入手，引阴出阳，使气机升降有序。

《素问·六微旨大论》云：“出入废则神机化灭，升降息则气立孤危。故非出入则无以生长壮老已，非升降则无以生长化收藏。是以升降出入，无器不有。”阴阳变化，万变不离其宗，无非“升降出入”四字。重视枢机，即是重视气的运动变化，重视气的升降出入，与临床的理法方药大有关系。

因时、因地、因人三因辨证

曹颖甫是民国时期著名经方家，其学生姜佐景撰写的《经方实验录》，如实记录了师生两人的临床经方医案，非常经典，受到经方界的推崇。《经方实验录》曾述曹颖甫一医案："余在广益医院治一人，衣冠楚楚，发热，恶寒，无汗，头痛，与麻桂各三钱，余药称是。次日二诊，谓服药后，了无交化。嘱再服原方。三诊又然。予疑院中药量不足，嘱改从药铺购服。四诊，依然未汗出，予万思不得其故。及细询其业，曰：予包车夫也。至是，予方恍然。"曹颖甫当年在上海大都市行医，见"发热，恶寒，无汗，头痛"，辨为伤寒表实证无疑，未问职业，见病家为"衣冠楚楚"之人，心想非官员学者必商贾富人之流，仅"与麻桂各三钱"小剂量发汗。不想连续三诊用药均未能发汗祛除病邪。曹颖甫怀疑医院药量不足，于是请病人到外面的药铺买药，但仍未遂愿，病并无好转。及问其职业，乃一黄包车夫也，整日风吹日晒，皮厚体壮之劳动者，心中方才"恍然"，发汗不力乃药量不足也！从此案可看出，著名如曹颖甫之流，问诊不细，先入为主，亦有阴沟翻船之时。

著名中西汇通医学家张锡纯的《医学衷中参西录》对此有精辟论述。他认为，麻黄汤中麻黄一般用三钱，然又宜因时、因地、因人细为斟酌。"如温和之时，汗易出少用麻黄即能出汗；严寒之时，汗难出必多用麻黄始能出汗，此因时也。又如大江以南之人，其地气候温暖，人之生于其地者，其肌肤浅薄，麻黄至一钱即可出汗，故南方所出医书有用麻黄不过一钱之语；至黄河南北，用麻黄约可以三钱为率；至东三省人，因生长于严寒之地，其肌肤颇强厚，须于三钱之外再将麻黄加重始能得汗，此因地也。至于地无论南北，时无论寒燠，凡其人之劳碌于风尘，与长居屋中者，其肌肤之厚薄强弱原自不同，即其汗之易出不易出，或宜多用麻黄或宜少用麻黄，原不一致，此因人也。用古人之方者，岂可胶柱鼓瑟哉。”

前几年H7N9高致病性禽流感盛行时，大学同学微信群有过讨论，广州某三甲医院女同学认为她所见到的H7N9病人多表现为麻黄附子细辛汤证，另一在山区县医院工作的男同学则认为H7N9病人多表现为大青龙汤证。两位同学说的看似矛盾，其实说得都没错，因为各自接触到的病人群体体质不一样。同是H7N9这一病邪，侵犯体质较差的阳虚人群时，可能表现为麻黄附子细辛汤证，表寒里虚。侵犯体质较好的阳盛人群时，可能表现为大青龙汤证，表寒里热。同一致病因素作用于不同体质的人体，表现出来的证候是不一样的，治疗也不一样。因此，中医辨证的着眼点是针对病人病因+体质的双重作用结果，而不是仅仅H7N9这一致病因素。

我在临证时常用生麻黄，少用炙麻黄，皆因生麻黄性专力宏，直达病所，疗效卓著。体壮皮厚之人可用15～20g，年老体虚之人用3～5g，甚是安全，往往可起点睛之用，他药难以代替。

以上虽仅以麻黄为例，然临床辨证，“因时、因地、因人细为斟酌”。其实百证百药皆然，个体化原则乃中医学一大精髓，我辈不可不从。

肝体阴而用阳的临床意义

“体用”是中国古代哲学的一对范畴，指本体和作用。一般认为，“体”是根本的、内在的、本质的，“用”是功用的、外在的、表象的。

“本”与“用”出现较早。《论语》中有关于“礼之本”与“礼之用”的讨论。“林放问礼之本。子曰：大哉问！礼，与其奢也，宁俭；丧，与其易也，宁戚。”据传林放是孔子的学生，他看到不少人对“礼”只注重其表面现象，做表面文章，而不追求“礼”的本质，有一天林放就去问孔子什么才是“礼之本”。孔子非常高兴，说：“你问得太好了！礼的本质就是与其奢华，不如节俭。丧礼，与其追求和顺而有条理，不如哀戚。”《论语》还提到：“有子曰：礼之用，和为贵。”有子就是孔子的学生有若，他认为礼的功用，主要体现在以和谐为贵。

“体用”引入中医学领域，旨在说明脏腑的本体及其与生理功能的关系。体指脏腑本体，用指脏腑的功能。其实五脏均是体阴而用阳的，只是肝的体阴而用阳更显得淋漓尽致而已。肝的体，是指肝的本体；肝的用，是指肝的功能活动。肝为刚脏，以血为体，以气为用，体阴而用阳。肝为藏血之脏，血属阴，故肝体为阴；肝主疏泄，性喜条达，内寄相火，主升主动，故肝用为阳。

肝脏的“体阴”

肝属阴脏的范畴，位居下焦，肝肾同源，精血互生，故属阴。有人认为肝应属中焦而不是下焦，甚至千方百计地引用现代解剖学来论证肝属中焦，这可能与观察的角度不同有关。可以认为，肝之体在下焦，肝之用在中焦（或在中焦为主），诚如木之根在地下，木之华在地上也。

肝藏血，血属阴。肝藏血是指肝脏具有贮藏血液、防止出血和调节血量的功能，故有“肝为血海”之称。肝脏必须依赖阴血的滋养才能发挥其正常的生理作用，肝为刚脏，非柔润不和。

肝脏的“用阳”

从肝的生理机能来看，属厥阴风木，肝主疏泄。疏，即疏通、疏导。泄，即升发、发泄。肝主疏泄，是指肝具有疏通、舒畅、条达，以保持全身气机疏通畅达，通而不滞，散而不郁的作用。肝内寄相火，主动主升，按阴阳属性而言，则属于阳，故肝为阴中之阳，与上焦的肺为阳中之阴相对应，“肝升于左，肺降于右”，肝随脾升，肺随胃降，脏腑气机的升降以中焦脾胃为核心，脾升胃降，上焦心肺气机下降，下焦肝肾气机上升，维持脏腑功能的正常运转。

从肝的病理变化来看，肝疏泄失常分为疏泄不及和疏泄太过。疏泄不及，肝气郁结，也常郁而化火；疏泄太过则易致肝火上炎，肝阳上亢甚则肝风内动。肝为将军之官，在志为怒，易于阳亢，易于动风。肝病常表现为肝阳上亢和肝风内动，引起眩晕、失眠、抽搐、震颤、角弓反张等症状。气为阳，血为阴，阳主动，阴主静，因而称肝脏“体阴而用阳”。

肝脏体阴而用阳的意义

从肝的治疗方法来看，由于肝脏具有体阴而用阳的特点，所以在临床上对于肝病的治疗，“用药不宜刚而宜柔，不宜伐而宜和”（清·林佩琴《类证治裁·卷之三》）。临床治疗用药上往往用滋养阴血以益肝或采用凉肝、泻肝等法以抑制肝气肝阳之升动过度。

清·王旭高所著《西溪书屋夜话录》又名《治肝三十法》，全书不过几百字，却对中医肝病理论影响深远，程门雪先生为之编纂了歌诀，对临床很有指导意义：“肝气肝风与肝火，三者同出而异名，冲心犯肺乘脾胃，夹寒夹痰多异形，本虚标实为不同，病杂治繁宜细究。气有多余便是火，内风多从火发生，阳亢上冒巅顶甚，血虚旁走四肢病。”

叶天士对肝有精辟的论述：“肝为风木之脏，因有相火内寄，体阴用阳，其性刚，主动，主升，全赖肾水以涵之，血液以濡之，肺金清肃下降之令以平之，中宫敦阜之土气以培之，则刚劲之质，得为柔和之体，遂其条达畅茂之性，何病之有。”（《临证指南医案·卷一》）

肝的体阴而用阳，高度概括了肝的生理病理特点和肝病的治疗方向，值得临床医生重视。

心肾相交的临床意义

心肾相交，又称水火既济，是对心肾两脏在生理状态下，阴阳、水火之间相互资生又相互制约的概括。作为心肾之间正常关系的体现，在中医理论中占有重要的地位，在临床上有广泛的指导意义，应当加以重视。

心肾相交的生理

心肾相交的方式。心主火，居上焦，为阳中之阳；肾主水，处下焦，为阴中之阴。心为君火，肾寄相火。《素问·天元纪大论》谓“君火以明，相火以位”，君主如指路明灯，指引方向。相火替君火以行其位，犹如宰相替君主治理国政。对应大自然，心为君火，好比太阳照耀大地，所以君火之气主降，不降则为实火。肾为相火，好比地核炽热的岩浆温煦大地，因此相火之气主升，不升便为虚火。心肾相交的动力在中焦脾胃。脾胃处中焦，为三焦半上半下之枢。脾升胃降，脾以升为健，胃以降为顺。肝随脾升，肺随胃降。心阳下温，肾水上济，其核心动力在中焦脾胃，有脾升胃降的气机升降枢纽作用，方能心肾相交，水火既济。

心肾相交的路径。心肾相交的路径在三焦，《难经·六十六难》云：“三焦者，原气之别使也，主通行三气，经历于五脏六腑。”原气即元气，为先天之火。元气根于肾，通过三焦别入十二经脉而达于五脏六腑，也就是说三焦是先天元气通行的路径。《素问·灵兰秘典论》又云："三焦者，决渎之官，水道出焉。"说明三焦是水液代谢的沟渠和通道。只有三焦通利，水火运行的路径畅顺，心肾相交才有可能实现和完成。

心肾相交的作用。心主火，为火脏；肾主水，为水脏。在生理状态下，心火下温肾阳，使肾水不致过寒；肾水上济心阴，使心火不致过亢，达到水火既济，坎离相交，阴平阳秘的动态平衡状态。

心肾不交的病理

心肾不交是指心阳与肾阴的生理关系失常的病态。正常情况下，心与肾相互协调，相互制约，彼此交通，保持动态平衡。如肾阴不足或心火过亢，或心肾不交，两者失去协调和制约关系，称为心肾不交，多见于神经官能症及慢性虚弱患者。

心肾不交的表现

心肾不交的临床表现多为心烦失眠，头晕耳鸣，烦热盗汗，咽干口燥，精神萎靡，健忘多梦，腰膝酸软，男子阳痿早泄，女子月经不调，舌红苔少，脉细数等症。

心肾不交的治疗

一般认为心肾不交证，从病机上分析多为心火过亢、肾阴亏虚和水火不交三种类型。临床上常用于治疗心肾不交的有交泰丸、黄连阿胶汤、天王补心丹、栀子豉汤等。交泰丸中黄连泻心火，肉桂温肾阳，用于治疗心火旺兼肾阳虚的心肾不交型。黄连阿胶汤有泻心火、滋肾阴的作用，其中黄连黄芩清心火，阿胶芍药养阴液，用血肉有情之品鸡子黄来交通阴阳。天王补心丹可益心气、滋肾阴，用于治疗心肾两亏，阴虚血少，虚火内扰所致心肾不交型。至于栀子豉汤，则更是治疗心肾不交，出现“发汗吐下后，虚烦不得眠，若剧者，必反复颠倒，心中懊侬”的主方。王好古云：“仲景治烦躁，用栀子豉汤，烦者气也，躁者血也，气主肺，躁主血，故用栀子色赤，味苦入心而治烦。香豉色黑，味咸入肾而治躁。”陈修园也有精辟评价：“栀子入心，而下交于肾，豆豉入肾，而上交于心，加甘草者，内经云：交阴阳者，必和其中也。”

心肾相交的启示

谈到心肾相交，不是指心脏和肾脏相交，而是指心气和肾气相交，是这两脏功能互相资生和互相制约的关系。中医理论之所以难以理解，主要是没有在中国传统文化或者说中国古代哲学背景下去认识和理解中医理论。

可以说整个中国文化皆源于周易，中医也不例外。周易是讲阴阳的，周易从始至终都在无形地讲阴阳交媾之理。阴阳相交才能生四象、八卦，才能生万物，而且也只有通过阴阳相交才能达到阴阳平衡的最佳理想状态。心肾、水火、上下、寒热等皆属于阴阳，心肾相交即为阴阳相交。故《内经》云：“阴阳者，天地之道也，万物之纲纪，变化之父母，生杀之本始，神明之府也，治病必求于本。”

中医水液代谢的“一带一路”

“一带一路”的战略构想，使中国与世界的联系更加紧密。“一带一路”蕴藏两条线路，一是通过贸易的方式使物流资金流连通世界，二是通过贸易平台促进各国人文文化和意识形态的交流沟通。《伤寒论》是一部伟大的中医著作，通篇无不体现“保胃气，存津液”的核心思想，也蕴藏了两条线路，一是津液，二是阳气。津液是物质基础，阳气是功能作用，阳气是通过津液这个物质基础而起作用的，共同维持人体生命运动的正常运转。阳气旺盛的地方津液必定充足，津液缺乏的地方阳气也必然不足，正所谓“阴平阳秘，精神乃治。阴阳离决，精气乃绝”。

人体的水液代谢在《素问·经脉别论》论述得非常清楚：“饮入于胃，游溢精气，上输于脾。脾气散精，上归于肺，通调水道，下输膀胱。水精四布，五经并行，合于四时五脏阴阳揆度，以为常也。”水液在全身的输布是通过五脏六腑的生理功能共同完成的，在此过程中各个脏腑、组织气血津液的消耗都得到了不断的补充，通过三焦完成水液代谢的全过程，并周而复始，不断循环，维持人体生命不息。下面通过津液的输布和阳气的气化来了解其生理和病理的演变过程。

第一个环节是“饮入于胃，游溢精气”

生理上：胃主受纳和腐熟。饮食进入胃后，经过胃的腐熟，饮食中的水谷精微等营养物质被“提纯”出来。“游”为游离出水谷精微，“溢”，即满而泻出，胃腑把饮食中的营养物质即“精气”分离出来，把食物残渣下输肠道（中医的胃与西医的胃概念不一样）。

病理上：如饮食不能入于胃，“食入即吐”属小半夏汤证，“干呕吐涎沫”则属吴茱萸汤证；如受纳后不能腐熟水谷，则可能出现“心下痞满”，如半夏泻心汤证，甘草泻心汤证，生姜泻心汤证等。

第二个环节是“上输于脾，脾气散精”

生理上：“上输于脾”说明脾在胃的上面。在中医脏腑理论中，脏腑相通，经络相连，脏都在腑的上面。脾最主要的功能是运化，即运送和化生，运送水谷精微和输送水湿，化生气血。

病理上：如脾气虚弱，不能有效“散精”，则有可能会出现理中汤证，厚朴生姜半夏甘草人参汤证和旋覆代赭汤证等。

第三个环节是“上归于肺，通调入道，下输膀胱”

生理上：脾胃是仓禀之官，是后天之本；肺是相傅之官，是辅佐心君的宰相。脾胃产生的精微物质先输送到肺脏，由肺按照全身组织器官的需要来分配营养资源。

病理上：如果肺气虚弱，治节无权，不能通调水道，布散津液，水饮积聚于肺，就有可能出现小青龙汤证，苓甘五味姜辛汤证等。如果腠理间出现水液积聚而浮肿，虚则有防己黄芪汤证，实则有越婢加半夏汤证。

第四个环节是“水精四布，五经并行”

生理上：“水精四布”为气血津液按机体的需要向全身组织输送布达。“五经”为五脏之经，即为全身经络，“并行”为经络同时向全身输布气血津液，并非一条接一条经络来输送的。人体的水液代谢主要是依靠肺脾肾三脏来完成的。肺为调水之脏，脾为制水之脏，肾为主水之脏。肝主疏泄，三焦为人体水火运行的通道，因此，肝和三焦在水液代谢中也起重要作用。

病理上：如果肺虚不能调水，就有可能出现桂枝去桂加茯苓白术汤证、五苓散证等。如脾虚不能制水，则可能出现苓桂术甘汤证，茯苓甘草汤证，肾着汤证。如肾不能主水，则可能出现真武汤证和金匮肾气丸证等。

少阳病误治后的处理原则

少阳病为邪在半表半里，枢机不利，气机不畅引起的一系列证候群。少阳病邪不在表，无太阳之表证，故不可发汗；邪不在里，无阳明之里实证，故不可用下法；邪不在胸膈，胸中无邪实，故不能用吐法，所以少阳病禁汗、禁下、禁吐。少阳病的治疗原则，应以和解表里为主，如少阳病兼表兼里证，可在和解的基础上，兼用太阳汗法，或兼用阳明下法，随证施治。

《伤寒论》对少阳病误治后的变证及处理原则做了详细的论述，列举如下：

“伤寒五六日，呕而发热者，柴胡汤证具，而以他药下之，柴胡证仍在者”，仍可用小柴胡汤治疗（149条）。

“伤寒五六日”，往往是邪由表向内传的关键时候，有可能传里，也有可能传半表半里。“呕而发热者”，这是一个重要的提示。前面的96条讲“往来寒热，胸胁苦满，默默不欲饮食，心烦喜呕”，被后世称为“柴胡四证”。101条又说了“但见一证便是，不必悉具”。少阳病“喜呕”，也常发热，同时具备“呕而发热”，应属小柴胡汤证了。如果只见“呕”，可能只是胃有停饮，为小半夏汤证。如果只是发热，多为三阳病，需详加辨证才知方证所属。没用小柴胡汤而误用攻下的方法，小柴胡汤证仍在的，还可用小柴胡汤，并不为逆。

误下后“心下满而硬痛者”，用大陷胸汤治疗（149条）。

此条为表热未解，过汗误下而成结胸痞满。“病发于阳”，表热者，下之过早，表热内陷成结胸；“病发于阴”，无表热者，若下之则成痞满。后世以“脉沉紧，心下痛，按之石硬”为大陷胸三证，而以“脉浮滑，正在心下，按之则痛”为小陷胸三证，以资鉴别。大柴胡汤证与大陷胸汤证的方证鉴别则是：“伤寒十余日，热结在里，复往来寒热者，与大柴胡汤主之。”如果证见“但结胸无大热者，此为水结在胸胁也，但头汗出者，大陷胸汤主之”。

误下后“但满而不痛者，此为痞”，治宜半夏泻心汤（149条）。

半夏泻心汤证也见于《金匮要略·呕吐哕下利病脉证治》“呕而肠鸣，心下痞者，半夏泻心汤主之”。明确列举了半夏泻心汤证的证候特点“上呕，中痞，下肠鸣（或便溏）”，为临床准确把握半夏泻心汤证指明了方向。半夏泻心汤由半夏、干姜、黄芩、黄连、人参、大枣、炙甘草七味药物组成，可以分成三组药物：一组是“辛开”，有半夏、干姜，为辛温之品，能温中散结；一组是“苦降”，有黄芩、黄连，为苦寒之品，能清除胃热；一组是“甘调”，有人参、大枣、炙甘草，为甘温之品，能补益脾胃。古人称的“心下”相当于今天的胃脘部，所谓“心下痞”就是胃脘痞闷，“泻心”也就是开散胃中结聚的意思。

误下后出现“潮热实者，先宜服小柴胡汤以解外，后以柴胡加芒硝汤主之”（104条）。

柴胡加芒硝汤证的病机为少阳枢机不利，阳明燥实微结。故以小柴胡汤（实为三分之一的剂量）和解少阳，芒硝泄热去实，软坚润燥。因误下后正气已虚，里实也不甚，故不用大黄、枳实之荡涤破滞，而留人参、甘草以扶正益中。本方量小，为和解兼清里之轻剂。少阳兼阳明里实证，根据其证候之轻重缓急，可选择用大柴胡汤或柴胡加芒硝汤。两汤证然皆以少阳为主，证重用大柴胡汤，证轻可选柴胡加芒硝汤。

误下后出现“呕不止，心下急，郁郁微烦者，为未解也，与大柴胡汤下之，则愈”（103条）。

少阳证误下后如果柴胡证仍在者，仍可用小柴胡汤；如果服小柴胡汤后出现“呕不止，心下急，疼痛拒压，郁郁微烦者”，则为少阳之邪未尽，阳明里实已结，应用大柴胡汤和解少阳，泄热去实。

误吐、误下、误汗后，出现心烦、心悸、易惊、谵语等坏病者，应“随证治之”。

如107条所列：“伤寒八九日，下之，胸满烦惊，小便不利，谵语，一身尽重，不可转侧者，柴胡加龙骨牡蛎汤主之。”不同的误治方法，不同的体质反应，会出现不同的坏病表现。总之，临床应谨遵仲景《伤寒论》16条处理坏病的治疗原则：“观其脉证，知犯何逆，随证治之。”根据误治后出现的不同临床表现予以辨证施治。

《伤寒杂病论》啜粥的临床意义

关于粥的文字，最早见于周书："黄帝始烹谷为粥。"中国的粥在4000年前主要为食用，2500年前始作药用，《史记·扁鹊仓公列传》载有西汉名医淳于意（仓公）用"火齐粥"治齐王病，汉代医圣张仲景在《伤寒杂病论》中对粥多有论述。

《伤寒论》中关于汤药与粥的配合应用分别在12条、14条、71条、120条、141条、152条、219条和386条等有专门论述，在《金匮要略》中也多有论及。仲圣临床用药配粥大概有3类作用：

助发汗

《伤寒论》第16条桂枝汤证，在煎服法中特别指明，温服桂枝汤后需"啜热稀粥一升余，以助药力"；《金匮要略·痉湿暍病脉证治》瓜蒌桂枝汤证时指出需喝粥："汗不出，食顷，啜热粥发之。"《金匮要略·水气病脉证治》描述桂枝加黄芪汤证时，同样要求"须臾饮热稀粥一升余，以助药力，温服取微汗"。此三方皆需喝热稀粥"以助药力"或"发之"，助药解表以发汗。其中桂枝汤证喝热粥还不够，尚需"温覆"，即盖被子捂汗，其目的是借助谷气，宣发胃气，加强发汗之力，调和营卫，使邪气外泄。

养胃阴

《伤寒论》219条白虎汤证提到："以水一斗，煮米熟汤成，去滓。温服一升，日三服。"白虎汤证热盛伤阴，取粳米煮成米汤以益气养阴、固护胃气，并可免石膏、知母等寒凉药物损伤胃气。阳明病有三急下症，少阴病亦有三急下症，急下以存阴，为应急之法，但服大承气汤后，邪虽祛除，阴津亦损，故须啜热稀粥，以益胃养阴，否则阴津易竭。

益胃阳

《伤寒论》理中丸证，方后"服汤后如食顷，饮热粥一升许，微自温，勿发揭衣被"，用理中丸治疗霍乱吐利甚而寒多不渴者，说明中焦阳虚，寒湿内阻。服汤后饮热粥，可温胃散寒，固护脾胃。正如徐灵胎云："桂枝汤之饮热粥，欲助其药力以补散，此则饮热粥，欲助其药力以内温。"《金匮要略·腹满寒疝宿食病脉证治》治疗脾虚寒盛之大建中汤，方后亦有"如一炊顷，可饮粥二升，后更服，当一日食糜，温覆之"，可借粥之热力，补益脾气，暖胃驱寒，建立中州。诚如林礼丰所言："服后一炊顷，饮粥者，每温养中土之气以引药力也。"

此外，《伤寒论》寒实结胸证，方选三物白散，以巴豆性热为主药，祛寒散结，利饮逐水，巴豆有"得冷性缓，得热性速"的特性，啜热粥之用意在于服药后如"不利"，则"进热粥一杯"以助泻下祛邪。如出现"利过不止"，则"进冷粥一杯"，寒性收引，用冷粥制约药力以缓泻存阴。

仲景妙用喝粥助药力或制药性，应之多验，值得重视。

《内经》治疗大法在《伤寒论》中的体现

《素问·至真要大论》曰："调气之方，必别阴阳。阳病治阴，阴病治阳。定其中外，各守其乡。外者外治，内者内治。从外之内者，治其外；从内之外者，调其内。从内之外而盛于外者，先调其内，后治其外；从外之内而盛于内者，先治其外，后调其内。中外不相及，则治主病。微者调之，其次平之，盛者夺之。寒热温凉，衰之以属，随其攸利。"

以上是《内经》论述内外先后病证的治疗原则，为后世医学的发展奠定了坚实的理论基础。张仲景《伤寒论》一书，可谓处处体现了表里先后缓急的治疗原则，与《内经》理论的指导一脉相承。仲景将这种"内外调治"的治疗思想创造性地应用于外感热病治疗中，分别制定了先表后里、先里后表及表里同治的治法，千百年来受到历代医家的重视，成为治疗外感病应当遵循的法则。

"调气之方，必别阴阳"说的是治病施方，一定要先辨阴阳。《伤寒论》第7条所述"发热恶寒发于阳，无热恶寒发于阴"，是辨别阴阳的总纲，甚至可以说是整部《伤寒论》的总纲。

《伤寒论》中治阳病用白虎、承气以存阴，治阴病用附子、吴茱萸以扶阳。病在外者用麻黄、桂枝以治表，病在内者用芒硝、大黄以治里。其于表虚里实，表热里寒，病有浅深，方有轻重，寒热同调，表里共治，虚实相兼，可谓"定其中外，各守其乡也。”

“从外之内者，治其外”，即病本在表，证候及里。如麻黄汤证，邪遏卫气，营阴郁滞，饮停于内或内生郁热，先是表证而后出现“咳喘”等内证，用麻黄汤发汗解表，表邪解而内证可除，是“从外之内者，治其外也”。

“从内之外者，调其内”。如栀子豉汤证，热郁于胸膈本为内证，出现“身热懊侬，虚烦不得眠，胸脘痞闷”，用栀子豉汤清热于内，透邪于外，是“从内之外者，调其内也”。

“从内之外而盛于外者，先调其内，后治其外”。如调胃承气汤证，热郁于内，出现“发汗不解，蒸蒸发热”，发汗不解，邪不外散。蒸蒸发热者，热聚于内，而气蒸于外，此证与太阳病邪郁于外，而热盛于表者不同，故彼宜外解，此宜清里，用调胃承气汤“先调其内也”。

“从外之内而盛于内者，先治其外，后调其内”，“伤寒大下后，复发汗，心下痞恶寒者”，属表未解而心下痞，为“从外之内而盛于内”，当先解表，乃可攻痞，是“先治其外，后调其内也”。应先用桂枝汤解表，表解后再用大黄黄连泻心汤攻痞，此为“先治其外，后调其内”。

“中外不相及”，是指病“既不在中，也不在外”，即病在半表半里，少阳枢机不利，既不能汗解，又不能攻下，可用小柴胡汤，和解枢机，调畅气机，使病去人和。

“微者调之，其次平之”，病变尚轻，可考虑用白虎汤、栀豉汤、小承气汤之类调之、平之，见好即收。

“盛者夺之”，病变深重，当用如大承气汤、陷胸汤、抵当汤之类威猛方药攻城拔寨，荡涤病邪，使邪去正安。

由上可见，《内经》之治疗大法，在《伤寒论》中是得到体现的。

临证如何辨别真假寒热

中医辨证至关重要的是善于识别假象，区分真伪。临证中症状表现往往是十分复杂的，既有表里一致、上下相同的，也有诸如寒极似热、热极似寒，阴极似阳、阳极似阴之类的假象，要求医者应审清辨明，不可忽视。《内经》有“至虚有盛候，大实有羸状”的记述，《伤寒论》11条也说“病人身大热，反欲得衣者，热在皮肤，寒在骨髓也；身大寒，反不欲近衣者，寒在皮肤，热在骨髓也”。中医的理法方药环环相扣，如果辨错证，可能就用错药，导致不良后果。因此如何准确辨别真假寒热，具有重要意义。

表里俱热

指表热、里热症状同时存在。由表证未解，邪热入里，或原有里热，又感温邪所致。《伤寒论·辨太阳病脉证并治法下》：“伤寒若吐若下后，七八日不解，热结在里，表里俱热，时时恶风，大渴，舌上干燥而烦，欲饮水数升者，白虎加人参汤主之。”对于表里俱热证，临证容易辨别，临床表现为既有表热证，如壮热多汗，面色红赤等；也有里热证，如口渴喜冷饮，大便秘结，小便短赤，舌红苔黄，脉数有力，可用白虎汤或承气汤类方等寒凉清热药进行治疗。

表里均寒

指表寒、里寒症状同时存在。《伤寒论》21条："太阳病，下之后，脉促胸满者，桂枝去芍药汤主之。若微恶寒者，去芍药方中加附子汤主之。"301条："少阴病，始得之，反发热，脉沉者，麻黄附子细辛汤主之。"302条："少阴病，得之二三日，麻黄附子甘草汤，微发汗，以二三日无里证，故微发汗也。"按以上诸证，或太阳表寒未解而里寒又作，或少阴里寒内起而表寒外束，均以表里俱寒证统之，治宜温里阳与散外寒并施。

真热假寒

指内热炽盛而外见寒象的证候，即阳证似阴。此里热为真热，外表的寒象为假寒，是因内热过盛，阳气闭郁不能外达，阴阳之气不相顺接所导致的，这种假象极易迷惑人，临床应当注意。《景岳全书·传忠录》对此有明确描述："阳极反能寒厥，乃内热而外寒，即真热假寒也。假寒者，火极似水也。凡伤寒热甚，失于汗下，以致阳邪亢极，郁伏于内，则邪自阳经传入阴分，故为身热发厥，神气昏沉，或时畏寒，状若阴证。"这类病人虽有表寒症状，但多有里热表现，如口渴饮冷，小便赤涩，大便秘结，或虽下利便烂，但肛门灼热及矢气极臭，六脉皆沉滑有力，应属阳证真热。内实者，宜择用承气汤类方通腑泄热；内不实者，以白虎汤之类清解里热。介于两者之间者，以大柴胡汤解而下之。

真寒假热

指阴寒内盛而外见热象的证候。包括阴盛于内，格阳于外的格阳证和阴寒下盛，迫阳上浮的戴阳证。

《景岳全书·传忠录》：“寒热有真假者，阴证似阳，阳证似阴也。盖阴极反能躁热，乃内寒而外热，即真寒假热也。假热者，水极似火也……凡真热本发热，而假热亦发热，其证则亦为面赤躁烦，亦为大便不通，小便赤涩，或为气促，咽喉肿痛，或为发热，脉见紧数等证。昧者见之，便认为热，妄投寒凉，下咽必毙。不知身虽有热而里寒格阳，或虚阳不敛者，多有此证。”他认为真寒假热证的病因或是素禀虚寒，偶感邪热而致，或过于劳倦而致，或过于酒色而致，或过于七情而致，或原非火证，因误服寒凉而致等。

《伤寒论》317条：“少阴病，下利清谷，里寒外热，手足厥逆，脉微欲绝，身反不恶寒，其人面色赤，或腹痛，或干呕，或咽痛，或利止，脉不出者，通脉四逆汤主之。”以上“里寒外热”是真寒假热证的典型描述，“里寒”才是病变核心，是病机；“外热”只是表象，是假象。里寒怎么会有“外热”呢？系因内寒太甚逼阳外出，阳气浮越于表所致。

真热真寒

临床上有时会遇到寒是真寒，热是真热的证候。此类证候多是因为脏腑升降失常所致。如脾胃升降失常所致的热郁于上，寒积于下的三泻心汤证，此处的寒是真寒，热是真热。又如心肾不交，心火亢于上，肾水寒于下的交泰丸证，此处的寒是真寒，热也是真热。临证只要认真细致，详加辨别，也不难鉴别。

临证如何确定表象与本质

既然临床表现真真假假，似是而非，有没有什么方法能快速鉴别真假，准确辨别表象与本质呢？笔者有几句“心诀”可以试用："表里不一致时，以里证为主。上下不一致时，以下证为主。"

因为上为阳，下为阴；表为阳，里为阴。"阴在内，阳之守也；阳在外，阴之使也"。中医理论认为，阳为表象，阴为本质。世界纷繁，大道至简。纷繁的是表象，表象千变万化，有可能是假象，内在的、本质的、恒定的才是最重要的。因此，上下不一，表里有别时，以里、以下为主，往往能抓住病机的"牛鼻子"，以此施方用药，多能中的。

为什么“先其时发汗”反而可以止汗

《伤寒论》54条云：“病人脏无他病，时发热，自汗出而不愈者，此卫气不和也，先其时发汗则愈，宜桂枝汤主之。”明代方有执注云：“先其时者，言于未发热之先也。”《医宗金鉴》注云：“当于未热未汗之时，预用桂枝汤解肌发汗，迎而夺之，以遏其势，则热退汗敛，而病自愈矣。”可谓切中肯綮。

53条所说“以卫气不共荣气谐和故尔”。“此卫气不和也”说明了发病机制乃营卫不和，治疗应该“复发其汗，荣卫和则愈。”故需用桂枝汤来调和营卫，使不和之营卫重新达到和谐的平衡状态。临床上确实有些病人，有规律性地定时发热自汗，用常规的治疗方法效果不好，此时用桂枝汤“先其时发汗”，抓住发热汗出发有定时的病变特点，做到“先其时发汗”，即先于发热汗出之时服药，使桂枝汤在病邪将发作而尚未发作之时，药达病所，驱邪外出。如正当发作之时，正邪处于相争之势，或者发作过后，邪气已退，营卫暂时调和，服用桂枝汤，就失去了其发挥作用的最佳时机。

此处提到一个重要的治疗概念，即治疗时机问题。辨证准确无误，选方用药合理，自然是治疗的前提条件，但选择一个合适的时间节点用药，也很重要。可见，先其时用药的方法是值得重视的，对于一些用常规方法治疗效果不好，医者自认辨证用药无误的病例，选择恰当的时机服药，或伺邪气未盛之时，先其时祛除邪气，使未病先息；或正邪相争之时，用药以助正气抗邪外出等，是值得临床参考借鉴的治疗思路。

笔者曾治疗一例多年自汗病人，每年的4月天气转热后即多汗，动则大汗淋漓，以上半身出汗为主，在下午3～5时出汗尤其严重。曾服过不少中药，其中包括桂枝汤。患者中年女性，体瘦面白，为一白领，平时少运动，辨为太阳中风证，用桂枝汤，严格按仲景法，嘱患者于下午2时左右温服桂枝汤，然后喝热稀粥或麦皮，再上床盖被子捂汗，待汗出溱溱即可。连用数天，自汗逐渐减少，恢复正常。

“欲止汗，先发汗。”受此理论启发，有时见汗出不畅，仿葛根汤法，可稍加麻黄于桂枝汤中，使汗出邪退，再用桂枝汤调和营卫，汗止而愈。汗法为治疗八法“汗、吐、下、和、温、清、消、补”之首，即解表法。外邪侵犯人体，首先要通过体表，即皮毛口鼻，然后进入体内。太阳为六经之藩篱，主人身之表，当外邪自表入侵，首先表现的是头项强痛、发热恶寒、脉浮等太阳经病。解表法既可以治疗表证，也可以治疗里证及半表半里证，重视治疗八法，包括解表法的运用，对临证大有帮助。

山东孙朝宗先生曾用“先其时治之”的方法治疗过不少疾病，其运用枣仁甘草汤治疗子时疾病尤效，因为此类疾病发有定时（子时），他遵循“先其时”的服药法，取得了显著疗效。曾治夜半哭泣案：姚某，女，35岁。患者每至夜半，烦冤哭泣，甚则通宵哭泣不眠，见到墙壁上的照片、人头画面等就惊恐不安，必须摘除，否则哭泣更甚，白天则状若平人，只是饮食减少，脘腹痞满，精神疲倦，服一切镇静药无效。脉象弦滑无力，舌质淡嫩，苔薄黄。辨为胆气郁滞，胃失和降，治以和胃宁胆。予酸枣仁30g，生甘草10g，水煎一杯，夜间10时顿服。

1剂后病未发作，继服6剂而愈。此例患者白天正常，每到半夜则哭泣发作，患有此病而发作定时，为更好地治疗此病，选择先于病症发作之时用药，达到既病防变的目的。

临床一些发有定时的疾病，例如与经期相关的疾病，如痛经、经期感冒、经期发热及神经症，以及诸如头痛、腹痛、关节痛等发有定时的疾病，不妨试用“先其时”的用药方法，或许可以提高临床疗效。因此，扩展此治疗思维，对一些定时发病的疾病，辨证归属后，是否可以“先其时和解”“先其时攻下”“先其时温补”等，值得在临床中进一步实践和探索。

中医的顺势疗法：使邪有去路

医学体系有很多种分类方法，如按照时代可分为现代医学（即通常说的西医学）和传统医学（包括中医学、印度医学等）；按照治疗手段可分为三大体系：对抗疗法、自然疗法和顺势疗法。有人说西医学属对抗疗法，如治疗细菌感染用抗菌素，治疗病毒感染用抗病毒药，治疗肿瘤用消灭肿瘤细胞的方法（化疗、放疗等），连维生素C也叫抗坏血酸等。中医则属于顺势疗法、自然疗法，因为中医讲究天人合一、天人相应，追求阴平阳秘，注重人与自然的协调和谐。

中医学的治疗法则是扶正祛邪，扶正即扶持正气，固护和提高人体的抗病能力、免疫能力，祛邪即是去除致病因素和病理产物。中医学的“使邪有去路”治疗方法，是典型的顺势疗法，对致病因素如细菌、病毒等，用的不是直接杀灭的方法，而是“使邪有去路”，即开辟出一条通路，使病邪排出体外，恢复机体健康。

《素问·汤液醪醴论篇第十四》云：“帝曰：其有不从毫毛而生，五脏阳以竭也，津液充郭，其魄独居，孤精于内，气耗于外，形不可与衣相保，此四极急而动中，是气拒于内，而形施于外，治之奈何？岐伯曰：平治于权衡，去菀陈莝，微动四极，温衣，缪刺其处，以复其形。开鬼门，洁净府，精以时服，五阳已布，疏涤五脏。故精自生，形自盛，骨肉相保，巨气乃平。”

上文提及中医学重要的三种治疗方法：“开鬼门，洁净府”和“去菀陈莝”。一是“开鬼门”：中医认为人体有很多“门”，《难经·四十四难》：“唇为飞门，齿为户门，会厌为吸门，胃为贲门，太仓下口为幽门，大肠、小肠会为阑门，下极为魄门，故曰七冲门也。”鬼门即汗孔，又称玄府，因为鬼出于阴处，平常看不到，开则汗出津泄，方才知道皮肤有孔隙之门。二是“洁净府”，府为水府，特指膀胱，洁净府即是利小便。“开鬼门，洁净府”是指解表发汗，宣发肺气，利尿洁净膀胱之府，使表里之邪从表从尿排出体外，主要应用于水液代谢紊乱而成水湿停留。三是“去菀陈莝”，菀，通郁，即郁结；陈莝，是陈旧的铡碎的草，指人体内的糟粕腐秽。去菀陈莝，即是通过排便通腑的方法，去除积滞已久的糟粕物质。上文之意，即是通过“开鬼门，洁净府”和“去菀陈莝”等方法，使邪有去路，祛除体内的致病因素和病理产物，达到“精自生，形自盛，骨肉相保，巨气乃平”，使机体重回健康状态。

中医“汗、吐、下、和、温、清、消、补”治疗八法中的汗、吐、下、和四法，使邪有去路或和而解之，可以说是顺势疗法。温为“寒者热之”，清为“热者寒之”，补为“虚者补之”，消为“削坚去瘕”，属于对抗疗法。中医治疗八法既可单独使用，也可联合运用，主要根据病情而定。中医治疗八法是指一类治疗方法，临床运用又可细分成多种具体方法，如汗法即解表法，又可分为辛温解表法、辛凉解表法、滋阴解表法、助阳解表法、理气解表法、化饮解表法、透疹解表法等。解表法不仅可以治疗表证，有时也可以治疗里证，如用“提壶揭盖法”治疗小便不利或大便不畅。

西医为对抗疗法，中医为顺势疗法。此说法有一定的道理，其实也不尽然，比如西医学除对抗疗法外，也有顺势疗法、自然疗法，如骨折手术内固定后让其自然生长愈合。中医除顺势疗法外，也有对抗疗法，有时候也讲求直折其热、截断扭转等治疗方法。

顺应为本，顺应人体内在的生命规律，顺应大自然的根本法则，是医学道的层面；对抗为急，对抗是局部的、暂时的、权宜的，是医学术的范畴。二者不可偏废，应配合而用。

百病皆生于郁

郁者，滞而不通之意。凡病之起，多由于郁，可以说百病皆生于郁。中医认为，郁证多由于情志不舒、气机郁滞所致，以心情抑郁、情绪不宁、胸部满闷、胸胁胀痛，或易怒易哭，或咽中如有异物梗塞等为主要临床表现的一类病证，主要见于西医学的神经衰弱、癔症及焦虑症等。汉代《金匮要略》记载了脏躁及梅核气两种郁证，并观察到这两种病证多发于女性。元代《丹溪心法》将郁证列为一个专篇，提出了气、血、火、食、湿、痰六郁之说，创立了六郁汤、越鞠丸等相应的治疗方剂。明代《医学正传》首先采用郁证作为病证名称。临床上郁证极为常见，或单独为病，或夹杂于诸病之中，应加以重视。

郁之症

丹溪曰：气郁者，胸胁疼痛，脉沉而涩。湿郁者，周身走痛，或关节疼痛，遇阴则发，脉沉而细。热郁者，瞀闷烦心，尿赤，脉沉而数。痰郁者，动则喘息，脉沉而滑。血郁者，四肢无力，能食便血，脉沉而芤。食郁者，嗳酸腹饱，不喜饮食。或七情之邪郁，或寒热之交侵，或九气之怫郁，或两湿之侵凌，或酒浆之积聚，故为留饮湿郁之疾。又如热郁而成痰，痰郁而成癖，血郁而成瘕，食郁而成痞满，此必然之理也。

郁之理

郁证的基本病机为：气机郁滞导致肝失疏泄，脾失健运，心失所养，脏腑阴阳气血失调。病位主要在肝，但可涉及心、脾、肾。郁证初起，病变以气滞为主，常兼血瘀、化火、痰结、食滞等，多属实证。病久则易由实转虚，根据其影响的脏腑及损耗气血阴阳的多寡，而形成心、脾、肝、肾亏虚的不同病变。

郁之治

郁证的治疗原则，在《素问·六元正纪大论》有清晰描述："帝曰：郁之甚者，治之奈何？岐伯曰：木郁达之，火郁发之，土郁夺之，金郁泄之，水郁折之，然调其气，过者折之，以其畏也，所谓泄之。"对此，唐代王冰解释道："木郁达之，谓吐之令其调达。火郁发之，谓汗之令其疏散。土郁夺之，谓下之令无壅碍。金郁泄之，谓渗泄解表利小便也。水郁折之，谓抑之制其冲逆也。"对肝、心、脾、肺、肾五脏之郁提出的治疗方法，至今仍广泛应用于临床。

郁之方

对于临床常见的怒、思、忧三郁的治疗，明代大医学家张景岳有专门论述：

怒郁之治：若暴怒伤肝，逆气未解，而为胀满或疼痛者，宜解肝煎、神香散，或六郁汤，或越鞠丸。若怒气伤肝，因而动火，以致烦热，胁痛胀满或动血者，宜化肝煎。若怒郁不解或生痰者，宜温胆汤。若怒后逆气既散，肝脾受伤，而致倦怠食少者，宜五味异功散，或五君子煎，或大营煎、归脾汤之类调养之。

思郁之治：若初有郁结滞逆不开者，宜和胃煎加减主之，或二陈汤，或沉香降气散，或启脾丸皆可择用。凡妇人思郁不解，致伤冲任之源，而血气日亏，渐致经脉不调，或短少渐闭者，宜逍遥饮，或大营煎。若思忆不遂，以致遗精带浊，病在心肺不摄者，宜秘元煎。若思虑过度，以致遗精滑泄及经脉错乱，病在肝肾不固者，宜固阴煎。若思郁动火，以致崩淋失血，赤带内热，经脉错乱者，宜保阴煎。若思郁动火，阴虚肺热，烦渴，咳嗽见血，或骨蒸夜热者，宜四阴煎，或一阴煎酌宜用之。若心膈气有不顺或微见疼痛者，宜归脾汤，或加砂仁、白豆蔻、丁香之类以微顺之。

忧郁内伤之治：若初郁不开，未至内伤，而胸膈痞闷者，宜二陈汤、平胃散，或和胃煎，或调气平胃散，或神香散，或六君子汤之类以调之。若忧郁伤脾而吞酸呕恶者，宜温胃饮，或神香散。若忧郁伤脾肺而困倦、怔忡、倦怠、食少者，宜归脾汤，或寿脾煎。若忧思伤心脾，以致气血日消，饮食日减，肌肉日削者，宜五福饮、七福饮，甚者大补元煎。

郁之药

气郁者，宜木香、沉香、香附、乌药、藿香、丁香、青皮、枳壳、茴香、厚朴、槟榔、砂仁、皂角之类。血郁者，宜桃仁、红花、苏木、肉桂、延胡、五灵脂、牡丹皮、川芎、当归、大黄之类。食郁者，宜山楂、麦芽、谷芽、神曲、枳实、鸡内金、大蒜、萝卜之类。痰郁者，宜半夏、南星、海石、瓜蒌、前胡、贝母、陈皮、白芥子、玄明粉、海藻、皂角、牛黄、天竺黄、竹沥之类。风郁者，宜麻黄、桂枝、柴胡、升麻、干葛、紫苏、细辛、防风、荆芥、薄荷、生姜之类。湿郁者，宜苍术、白术、茯苓、泽泻、猪苓、羌活、独活之类。寒郁者，宜干姜、肉桂、附子、吴茱萸、荜茇、胡椒、花椒之类。热郁者，宜黄连、黄柏、黄芩、栀子、石膏、知母、龙胆草、地骨皮、石斛、连翘、天花粉、玄参、绿豆之类。以上治郁诸药，多为治郁之实邪。

郁之案

丹溪治一室女因事忤意，郁结在脾，半年不食，但日食熟菱枣数枚，遇喜，食馒头弹子大，深恶粥饭。予意脾气实，非枳实不能散，以温胆汤去竹茹与之，数十帖而愈。一女许婚后，夫经商二年不归，因不食，困卧如痴，无他病，多向里床坐。此思想气结也，药难独治，得喜可解；不然令其怒，使其木气升发，而脾气自开，木能制土故也。因自往激之，大怒而哭，良久，令解之，与药一帖，即求食矣。予曰：病虽愈，必得喜方已。乃以夫回，既而果然，病遂不举。

浅谈《伤寒论》的结构体系和写作特点

《伤寒论》是汉末张仲景于公元200年前后写成的，距今已有1800多年，是中医学的第一本经典临床著作，至今仍在指导中医临床实践。但因其文词古奥，义深意远，令后人难以领会经旨，因此，研究和探讨《伤寒论》的结构体系和写作特点，以期寻找读懂《伤寒论》的一些规律和方法，有一定的现实意义。

六经病的提纲证

1条：太阳之为病，脉浮，头项强痛而恶寒。

180条：阳明之为病，胃家实是也。

263条：少阳之为病，口苦，咽干，目眩也。

273条：太阴之为病，腹满而吐，食不下，自利益甚，时腹自痛。若下之，必胸下结硬。

281条：少阴之为病，脉微细，但欲寐也。

326条：厥阴之为病，消渴，气上撞心，心中疼热，饥而不欲食，食则吐蛔。下之，利不止。

以上六条，被后人称为《伤寒论》六经提纲证，均以“之为病”的方式来描述，起到提纲挈领的高度概括作用，应当加以重视。其中，太阳及少阴均提及脉证，其余四经病未提及脉证。阳明病以“胃家实”为病机，“胃家”包括胃及小肠、大肠为病位，“实”为病理特点，为核心字眼，未提及症状，其余五经病均为脉证，未提及病机。少阳病以“口苦，咽干，目眩”为提纲，提示少阳病容易气郁、化火的特点，因邪热郁在半表半里，既不能走表通过汗解，也不能走里通过吐下祛邪外出，因热为阳邪，其势炎上，故邪热上走，试图通过头面孔窍排邪外出，因此多表现为“口苦，咽干，目眩”，以及“目赤，两耳无所闻”等症。

六经病的结构体系

《伤寒论》中的三阳三阴六经病，所占篇幅有详有略，有显有隐，但其证候种类不外乎以下几种：本证、兼证、变证和类似证。其中太阳病篇共178条，占了四成的条文篇幅，其证候种类最全面，涵盖主证、兼证、变证和类似证，其余五经病或未完全涵盖以上四个方面，但亦可以此类推和演绎。

本证是指本经病的主要经典证候，每一经病均有代表方证，如太阳病之桂枝汤证和麻黄汤证，阳明病之白虎汤证和承气汤证，少阳病之小柴胡汤证和黄芩汤证，太阴病之理中汤证，少阴病之四逆汤证，厥阴病之乌梅丸证等。仲景还举例提到方证禁例，如桂枝汤的禁例“桂枝本欲解肌，若其人脉浮紧，发热汗不出者，不可与之也，常须识也勿令误也”，麻黄汤证禁例有“咽喉干燥者，不可发汗”，等等，提醒后世，方剂有适应证，更有禁忌证。

兼证就是在本证的基础之上兼见的证候。例如，太阳中风，兼有“微喘者”用桂枝加厚朴杏子汤，兼有“项背强几几”者用桂枝加葛根汤。在营卫不和的前提下，前者兼有肺气不利，后者兼有太阳经输不利，均非太阳中风主证里的证候，故称为兼证。这些只是张仲景举例说明，未列全面，可以类推。如清代徐灵胎认为用桂枝汤治疗营卫不和，营气虚者加当归，卫气虚者加黄芪，这些内容并不是《伤寒论》固有的，而是徐灵胎活学活用的结果，值得后人学习借鉴。

变证是指因为失治或误治等原因，原有疾病未完全消除，新的证候又出现了。如“伤寒表不解，心下有水气”的小青龙汤证，外有寒内有饮，外寒为新感，内饮为宿疾。再如“心下逆满，气上冲胸，起则头眩，脉沉紧”的苓桂术甘汤证，“昼日烦躁不得眠，夜而安静，脉沉微，身无大热”的干姜附子汤证，“汗出而喘，身无大热者”的麻杏石甘汤证，“发热，下利，汗出而喘”的葛根芩连汤证，等等。

类似证是指与原疾病类似，但已不是原来疾病了，而是出现了新的病变。如“伤寒，脉结代，心动悸”的炙甘草汤证，这个病是从伤寒来的，因为汗出太过，心阴（血）不足，心阳不振，以致出现脉结代、心动悸等症。

条文内容的结构特点

《伤寒论》398条条文大体按原病证、既往史、现病证和治疗方法四要素法来描述。《伤寒论》原文中具有结构规律的原文约占75%，依据原文的结构规律特点，将该类原文分为四个部分：即原病证（第一要素）、既往史（第二要素）、现病证（第三要素）、治疗方法（第四要素），其每一要素在原文中又分别具有不同的意义。部分条文不具备以上四个要素结构，只有三个要素或两个要素。在《伤寒论》中，张国骏老师统计有30%左右的原文符合四要素结构，15%左右的原文符合三要素结构，15%的原文符合两要素结构。另外，有近15%的原文符合特殊四要素结构。如原文24条即属于四要素结构：“太阳病，初服桂枝汤，反烦不解者，先刺风池、风府，却与桂枝汤则愈。”其中“太阳病”为原病证，“初服桂枝汤”为既往史，即原病证的治疗史，“反烦不解者”为现病证，“先刺风池、风府，却与桂枝汤”，为现病证的治疗方法。符合四要素结构的原文，仅在太阳篇就有30多条。

不具备四要素中某一两个要素的原文，有一部分可以通过前后或上下的条文推理分析出隐藏的其他要素。如：

221条：“阳明病，脉浮而紧、咽燥、口苦、腹满而喘、发热汗出、不恶寒反恶热、身重，若发汗则躁，心愦愦，反谵语；若加温针，必怵惕烦躁不得眠；若下之，则胃中空虚，客气动膈，心中懊侬。舌上苔者，栀子豉汤主之。”

222条：“若渴欲饮水，口干舌燥者，白虎加人参汤主之。”

223条：“若脉浮、发热、渴欲饮水、小便不利者，猪苓汤主之。”

如果仅看222条及223条，则只有现病证和治疗方法两个要素，但参看221条可知其他两个要素是：原病证为“阳明病，脉浮而紧、咽燥、口苦、腹满而喘、发热汗出、不恶寒反恶热、身重”，既往史是“若下之”。

不同的原文，其结构规律不尽相同。重视研究并掌握原文的结构规律，对于学习《伤寒论》至关重要。

以方名证及以方类证

历代皆重视《伤寒论》的方证研究，因为书中多次出现方证概念，其主要内容以方名证，如桂枝证（34条）、柴胡证（104条）等名称，是以方名证的范例。《伤寒论》主要构成内容是“证以方名，名由证立，有一证必有一方，有是证必有是方，方证一体”的诸多方证，是论述某方剂的适应证即某方证，如桂枝汤方证、麻黄汤方证、承气汤方证等。

清代徐灵胎著《伤寒论类方》，将《伤寒论》全部方剂，按方名归类、编次，先列方药组成及服用法，后论主治、间附按语，列述桂枝汤、麻黄汤、葛根汤、柴胡汤、栀子汤、承气汤、泻心汤、白虎汤、五苓散、四逆汤等类方共91首，最后不能归类的列为“杂法方类”，计22方，总计113方。

方证相应与辨证施治

《伤寒论》的条文书写是方证同条，先证后方，方随证立，方证相应。条文的排列有序，前后呼应，描写方法有规律可循。张仲景被后人认为开创了中医辨证施治的先河，表现在第16条：“太阳病三日，已发汗，若吐、若下、若温针，仍不解者，此为坏病，桂枝不中与之也。观其脉证，知犯何逆，随证治之。桂枝本为解肌，若其人脉浮紧，发热汗不出者，不可与之也。常须识此，勿令误也。”其中的“观其脉证，知犯何逆，随证治之”，即是辨证施治的很好体现。相似的表述还有97条：“服柴胡汤已，渴者属阳明，以法治之。”仲景言下之意，未能方证相应者，则需“随证治之”，即辨证施治了。

仲景在101条言：“伤寒中风，有柴胡证，但见一证便是，不必悉具。”根据对《伤寒论》和《金匮要略》中诸条文的理解及临床实践，体会到其他方证亦有如此特性。清代柯琴在《伤寒附翼》中桂枝汤条后说：“但见一症便是，不必悉具，惟以脉弱自汗为主耳。”李心机教授在《伤寒论通释》中更是明言：“但见一症便是，不必悉具，不仅仅是对柴胡证而言，在中医学中，它适用于所有的病证。”这很好地体现了用经方抓主症的特点。

在理法方药中广泛运用对比法

条文排列上的对比法

如第2、3条对比伤寒、中风之不同，是太阳经证的两大类型；太阳病篇先论结胸又举脏结，厥阴篇370条论虚寒利，371条则言实热利，以及380条正虚致哕与381条邪实致哕的对比，比较寒热虚实之不同病机与证候，使读者更易理解和掌握。

条文内容中的对比法

在条文中的对比法亦不乏其例，如膀胱蓄水证与中焦蓄水证同见于73条，190条阳明病有能食之中风与不能食之中寒对比，338条蛔厥与脏厥的区别，以及第7条发于阳与发于阴的辨证纲领，56条的表里之辨，如此等等，不胜枚举。

证候多少的对比法

在列举证候时，仲景往往以证候的多少，提示表里证的孰轻孰重，孰缓孰急。如大青龙汤证是以表寒为主，兼有里热，故表证言“脉浮紧，发热恶寒，身疼痛，不汗出”。而里证仅举“烦躁”一症；小青龙汤证是内饮重于表寒，故表证只言“发热”，而里证却详列“心下有水气，干呕……咳，或渴，或利，或噎，或小便不利，少腹满，或喘者”。再如柴胡桂枝汤证的太阳少阳俱重，故云“发热微恶寒，肢节烦痛，微呕，心下支结”，太阳少阳对半列出，就其方药，亦是柴胡汤与桂枝汤各半。

方剂命名的对比法

《伤寒论》虽只有113方，但方剂命名大有讲究，或以主药命名，如桂枝汤、麻黄汤；或以功效命名，如建中汤、理中汤；或以合方命名，如柴胡桂枝汤、桂枝二麻黄一汤；或以大小命名，如大小柴胡汤、大小半夏汤、大小承气汤、大小建中汤、大小陷胸汤等。仲景立方精而不杂，以区区十数方为主，或加减或合方，以治诸多兼证和变证，诚如柯琴在《伤寒论翼》中所言："凡汗剂皆本桂枝，吐剂皆本栀豉，攻剂皆本承气，和剂皆本柴胡，寒剂皆本泻心，温剂皆本四逆"。小青龙、柴胡，俱是两解表里之剂，小青龙重在里证，小柴胡重在表证。故小青龙加减，麻黄可去；小柴胡加减，柴胡独存。盖小青龙重在半里之水，小柴胡重在半表之热也。小青龙治伤寒未解之水气，故用温剂，汗而发之；十枣汤治中风已解之水气，故用寒剂，引而竭之。

《伤寒论》阳明病的分类探讨

《伤寒论》阳明病是后世认识较为统一的一类病，但也存在一些争论，如：阳明病是否有虚寒证？阳明病是否即后世的温病？下面从几个不同角度不同维度，尝试探讨一下阳明病的分类，以求管中窥豹。

按病因分

即按导致阳明病的原因来分，可分为太阳阳明、正阳阳明和少阳阳明三类。

原文179条："问曰：病有太阳阳明，有正阳阳明，有少阳阳明，何谓也？答曰：太阳阳明者，脾约是也；正阳阳明者，胃家实是也；少阳阳明者，发汗利小便已，胃中躁烦实，大便难是也。"太阳阳明，是指此类的阳明病是由太阳误治邪传阳明，但太阳病还在，应为太阳阳明并病。脾约是指发汗过多，胃中干燥，没有精微可以转输，脾的运化功能受到了制约，出现大便干结不通的证候，但此时没有明显的热证，即为脾约证。正阳阳明，"胃家实是也"，是阳明病篇重点论述的类型，为里实热证。少阳阳明，是指由少阳病转来的。少阳病不能发汗，如误治发汗过多，出现"胃中躁烦实"，会出现大便不通。

180条："阳明之为病，胃家实是也。"胃家，包括胃、小肠、大肠，此条是指正阳阳明的病机特点。

181条："问曰：何缘得阳明病？答曰：太阳病，若发汗，若下，若利小便，此亡津液，胃中干燥，因转属阳明，不更衣，内实，大便难者，此名阳明也。”此条明确指出了阳明病的病因来源及病变特点。

按病邪分

即按病邪的有形与无形来分，包括阳明热证与阳明腑实证。阳明热证为表里俱热，邪热弥漫表里内外，但未与有形之邪相结，表现为“身热，不恶寒反恶热，汗出，口渴，甚则谵语”的白虎汤证和白虎汤加人参证；以及热盛津伤，邪热与有形的燥屎相结。阳明腑实证，表现为“痞满燥实坚”的承气汤证。

按饮食分

即按能食与不能食来分，可以分为阳明中风与阳明中寒。

190条：“阳明病，若能食，名中风，不能食，名中寒。”胃为水谷之海，主受纳与腐熟，后世有“有胃气则生，无胃气则死”之说。胃阳气盛旺，则受纳与腐熟水谷的能力强，故能食；如果胃气虚寒，则受纳与腐熟水谷的能力弱，故不能食。

阳明中风的表现：

189条：“阳明中风，口苦咽干，腹满微喘，发热恶寒，脉浮而紧。若下之，则腹满，小便难也。”本条是三阳合病，但以太阳证和阳明证较重，外寒里热，所以称作阳明中风。因邪热在经，未成阳明腑实，因此禁用下法，否则引邪深入。仲景未出方治，可考虑用大青龙汤或小柴胡加石膏汤化裁。

阳明中寒的表现：

191条：“阳明病，若中寒者，不能食，小便不利，手足濈然汗出，此欲作固瘕，必大便初硬后溏。所以然者，以胃中冷，水谷不别故也。”本条描述了阳明中寒的证候，胃阳不足，不能受纳腐熟，故不能食；水谷精微吸收不足，不能上输于肺，土不生金，金亦不生水，津液生成不足，不能下输膀胱，故小便不利；中阳不足，运化乏力，寒水泛滥，脾主四肢，故手足濈然汗出，大便溏烂。

刘渡舟先生认为此条用的是对比法，从杂病角度对比伤寒胃家实之法。说阳明中寒不能食，是比较燥屎内结导致的不能食；说中气虚的手足濈然汗出，是对比胃家实的手足濈然汗出，虽然大便硬，但只是初头硬，而后必溏。这是欲作"固瘕"的表现，非阳明病胃家实病。

194条："阳明病，不能食，攻其热必哕。"本条言明虽为阳明病，但因不能食，因此治疗上不能用攻下的方法，否则必会出现胃气上逆的呕哕等症。

按病性分

即按病变的性质来分，参照条文似可分为实热证与虚寒证。历代注家（包括现在中医药高等院校教科书）大都认为，六经病中三阳病属热属实，三阴病属虚属寒；阳明为里实热证，太阴为里虚寒证。阳明病为里实热证好理解，即"胃家实是也"，包括阳明热证与阳明腑实证；阳明病是否有虚寒证？如果没有，为什么阳明病篇中会大量出现"寒""胃中虚冷""虚"等有关阳明病虚寒的表述？难道只是错简？下面列举几条有关阳明病虚寒的原文：

176条："伤寒，脉浮滑，此以表有热，里有寒，白虎汤主之。"

"表有热，里有寒"，是《伤寒论》悬而未决的问题之一，有人认为此句应改为"表无寒，里有热"，这样就好理解了。但问题是，《伤寒论》原文能理解就选用，不能理解或不好理解就按自己的意见修改或归之为错简？

194条："阳明病，不能食，攻其热必哕。所以然者，胃中虚冷故也；以其人本虚，攻其热必哕。”226条：“若胃中虚冷，不能食者，饮水则哕。”以上两条均提到阳明病的不能食症状是因为“胃中虚冷”的缘故。

195条：“阳明病，脉迟，食难用饱，饱则微烦，头眩，必小便难，此欲作谷疸。虽下之，腹满如故，所以然者，脉迟故也。”此条提到阳明病脉迟，《伤寒论》中的脉迟，多为或寒或虚。

196条：“阳明病，法多汗，反无汗，其身如虫行皮中状者，此以久虚故也。”此条提到阳明病本来应该多汗，现反而无汗，是因为久虚故也。

243条：“食谷欲呕，属阳明也，吴茱萸汤主之。得汤反剧者，属上焦也。”此条最令人抓狂，认为阳明为实热证的人往往刻意回避这一条，或归咎于错简，或将此处的“阳明”作病位即“胃”来解。吴茱萸汤由一派温热的吴茱萸、人参、生姜和大枣组成，治疗肝胃虚寒，寒邪上犯之呕吐头痛等证。很显然，此处的阳明为胃虚寒证。

李国栋老师说得好，如果不区分《伤寒论》条文中“阳明”所指之不同含义，《伤寒论》就如天书一样难读，如下面几条条文：

229条：“阳明病，发潮热、大便溏、小便自可、胸胁满不去者，与小柴胡汤。”

234条：“阳明病，脉迟、汗出多、微恶寒者，表未解也，可发汗，宜桂枝汤。”

235条：“阳明病，脉浮、无汗而喘者，发汗则愈，宜麻黄汤。”

诸如上述阳明病小柴胡汤证、阳明病桂枝汤证、阳明病麻黄汤证，等等，如果不能区分条文中“阳明”所指之不同含义，就难以明白阳明病为何可用小柴胡汤、桂枝汤、麻黄汤。这不只是阳明病的问题，“六病”皆如是。

“有者求之，无者求之”的临床意义

《伤寒论》病机十九条出自《素问·至真要大论》，是中医诊断和治疗疾病的基本准则。可将原文适当调整归纳为“五脏上下风寒湿，火五热四要记牢”。其中，五脏病机共五条，上下病机各一条；风、寒、湿病机共三条，火病机五条，热病机四条，共十九条，便于记忆。病机十九条最后提到：“谨守病机，各司其属，有者求之，无者求之，盛者责之，虚者责之，必先五胜，疏其血气，令其调达，而致和平，此之谓也。”是其中的关键。《内经讲义》解释为，有外邪者，当辨别是什么性质的邪气；没有外邪的，应寻找其他方面的病因。疾病表现为实证的，应研究其邪气为什么盛；表现为虚证的，应探明其正气为什么虚。张景岳《类经》指出：“盛、虚、有、无四字，贯一篇之首尾……最为吃紧纲领。”

“有者求之”好理解，“无者求之”应如何理解并在临床中体现？历代争论甚多，尚未见到令人满意的解释以及如何在辨证中应用。

对于“无症可辨”或症状少价值不大时，如何做到“无者求之”，笔者有几点体会供参考借鉴：

重视体质类型

《伤寒杂病论》从人的体质因素出发，进行病、脉、证辨治，是其基本特色。书中关于人的体质因素共列举了24种类型：强人、羸人、盛人、瘦人、风家、喘家、淋家、疮家、衄家、汗家、冒家、呕家、虚家、痉家、湿家、饮家、咳家、黄家、酒客、中寒家、支饮家、虚弱家、失精家、亡血家等。从条文中可以看出，风家是指太阳中风荣气虚弱的体质状态之人，中寒家是指腹中寒凉脾胃虚弱的体质状态之人，等等。在辨证选方用药上，仲景给出了很好的范例，如18条："喘家作，桂枝加厚朴杏子佳。"笔者多次对桂枝汤证体质的患者，外感咳喘气促时，用桂枝加厚朴杏子汤治疗效果非常好。对于参考体质因素来辨别治疗禁忌，仲景也给出了很好的举例，如17条："若酒客病，不可与桂枝汤，得之则呕，以酒客不喜甘故也。"因此，在辨证碰到困难时，适当参考体质类型来辨证，往往会有很好的帮助。著名中医学者王琦教授和黄煌教授即是善于体质辨证的佼佼者。

重视追问细节

除疑难重症外，临床辨证中让医生抓狂的大概有两种，第一种是无症可辨或症状很少没有什么参考价值，如仅凭检查报告单某项指标异常来就诊的。第二种情况是患者症状很多，医生未问患者即说个滔滔不绝，或者干脆提前将症状写好两三张纸交给医生看。这两种情况都让医生头痛，不知从何下手？遇到第一种情况时应该重视患者平时的一些细节，可能找到一些对辨证有用的蛛丝马迹。比如，秋冬天手足容易冰冷吗？稍吃错东西容易拉肚子吗？平时喜欢喝温水还是冷水？一点小事容易发脾气吗？月经情况如何？平时容易感冒吗？这些情况患者可能不太留意，或者觉得不重要，没必要对医生说。其实这些细节对辨证是大有裨益的，笔者每每因此准确辨证而获良效。

《伤寒论》101条说："但见一证便是，不必悉具。"一症便引出病机症结的例子临床上还真不少。

结合西医检查结果

凭检验单某项指标异常来就诊的患者，有一部分是没什么症状的，如肾结石，尿酸或血脂升高，精子数量偏少、活动力减弱，等等。笔者在临证中往往做如下处理：无症状的肾或输尿管结石，往往停留时间较长，结石与黏膜已有肉芽粘连，结石固定，多有瘀滞水肿，可考虑经验用药时酌加三棱、莪术、牛膝等活血祛瘀药，以利于结石与黏膜松脱，促进结石排出。又如精液呈水样，可能脾虚夹湿；精液呈凝块状，为湿浊有化热倾向。无症状的血脂胆固醇偏高，多为痰瘀内结，如体质不虚，笔者多用大柴胡汤合桂枝茯苓丸加减化裁。

重视望诊和切诊

刘渡舟教授非常重视面诊，他在《水证论》一文中说道："水为阴邪，上凌于心，心之华在面，心阳不振，荣卫凝涩，则面必见黧黑，名曰'水色'，其甚者，或在额颊、鼻柱、唇口、下颏等处，皮里肉外，出现类似'色素沉着'之黑斑，名叫'水斑'。心开窍于舌，心阳不足，则舌质必然淡嫩；火冷津凝，水不化津，可见舌苔水滑欲滴。"以上多见于少阴心肾阳虚，阳不制阴，寒水上泛所致，见到以上特征性证候，即可使用真武汤、苓桂术甘汤之类温阳利水方。

黄煌教授也非常重视望诊和切诊，比如他认为桂枝茯苓丸证在望诊上有比较明显的特征，总结为"面腿腹三联征"。首先是面证，"桂枝茯苓丸人"的脸色一般是发红或者是暗红，鼻子或者红或者是暗红，或者是鼻翼上的毛细血管扩张；舌头是紫暗的，舌底静脉往往是显见的，有的甚至是怒张的。其次是腿脚证，下肢的皮肤粗糙干燥，尤其是秋冬天最明显。这种干燥的皮肤，轻轻一抓就有抓痕，毛裤上有很多皮屑，有的皮肤甚至像蛇皮一样，伸手一摸像触到了刺一样。最后是腹证，按下腹部的时候往往有压痛，特别是左少腹。即使没有压痛，少腹部也是充实有力的。黄煌教授认为，大柴胡汤针对的体质类型是不论胖瘦，关键是体格壮实。胖壮的人，肩比较宽，胸比较厚；大柴胡汤证的腹诊很重要，按压上腹部，轻的是抵抗感，重的是按压痛，张仲景说得明明白白："按之心下满痛者，此为实也，当下之，宜大柴胡汤。"

笔者在临证中重视切诊和望诊，并结合体质辨识，四诊合参，渐有所得。

第五部分

经方源流实践探微

学习国医大师李士懋治鼻衄医案

田某，女，37岁，医生，1978年7月3日诊。鼻干数日，今日上午10点许突然鼻衄盈碗，急予局部冷敷，血不止，又予填充压迫止血，竟倒流入口而出。诊其脉数，处方予桑白皮50g，水煎服，服后血止，后数年来未再出血。

李老按：鼻衄乃常见病症，原因甚多。热邪迫血妄行、阴虚火旺、气虚不摄、阳虚不固等皆可导致。然独以桑白皮治鼻衄，尚属罕见。

余大学毕业实习时，在北京同仁医院中医科跟随陆石如老师，同科有北京四大名医孔伯华之子孔嗣华老师。孔先生曾给我讲述一病例：原北京有一家药店掌柜，鼻衄断续百余日，曾延请京城名医多人诊治，犀角、羚羊角、牛黄、三七、安宫、紫雪等屡用，皆无效果。因衄血日久，身体渐渐不支，卧床不起。后邀名医孔伯华诊治，先生诊毕仅开桑白皮一味煎服。该药店掌柜以为药贱，不以为然，勉强应允服之，竟服一次衄止。

盖肺开窍于鼻，气帅血行，气有余便是火。肺失肃降，气逆则血逆，故上出鼻窍而为衄血。桑白皮色白入肺经气分，擅降泄肺气。气降则血降，气顺则火消，鼻衄何患不平。方虽平平，却也深合医理，令吾印象颇深。毕业后吾在临床实践中，凡遇实证之鼻衄者，皆一律重用桑白皮泻肺，或伍以清热，或伍以凉血，或伍以养阴，等等，疗效卓著。即使虚证，于补益培本方中，亦常少加桑白皮等以降气止衄，其疗效亦甚好，此法吾用甚多，诚可信矣。

余慨然叹谓曰：不明医理，何以为医。只有深谙医理，才能得心应手，出神入化，取得显著的疗效。假若拘于一隅之见，只知几个僵死的套路，只晓得几个死方，难应万变。无非是盲人骑瞎马，难成大医。有人妄称中医是经验医学，仿佛没有理论，此乃无知之谈，本不足论。设若没有理论，焉能出此妙招。经验本是知识的结晶，任何科学实践都离不开经验。经验诚可贵，其升华为理论，又去指导实践，其价值更高。中医应该称为实践医学，是由实践升华为理论，反过来又去指导实践。几千年来，不断的往复，不断的升华，方才形成今日之伟大宝库。我们作为后人更应该倍加珍惜，努力继承发扬。

编者按：我经常阅读国医大师李士懋先生的文章及医案。李老是当今中医界有很大影响力的临床大家，除与大家分享成功的医案外，也能公开讨论自己治疗失败的病案，这种求实求是的学术态度值得我们学习效仿。李老注重临床，辨证精准，见解独到，不喜浮华，其心得体会用之临床可重复率高，是编者极为敬仰的中医临床家。

经方治疗睡眠障碍

睡眠障碍是指经常不易入睡，或睡而易醒，或醒而不能再睡，或睡眠浅而不熟，甚至彻夜不睡，或多梦，醒后有神疲乏力，头晕头痛，心悸健忘，心神不宁的一种临床常见病症。经方治疗睡眠障碍疗效确切，大体分以下几种类型：

阳证（偏实偏热证）

栀子豉汤

适用于无形邪热郁于胸膈，扰乱心神所致失眠。《伤寒论》中所谓“虚烦不得眠”是也，多伴有胸中烦闷，舌红、苔薄黄或黄腻，脉数等，治宜清宣郁热，方用栀子豉汤加减。方中栀子苦寒清热，体轻而上行，清中有宣，凡火热郁而烦者，非栀子不能清。淡豆豉气轻味薄，既能宣热透表，又可和降胃气，宣中有降，善开火郁，二药合用可治疗火郁虚烦所致失眠。

温胆汤

温胆汤虽不属于传统经方，但也有一千多年的历史，且疗效卓著，使用机会颇多，可谓准经方了。本方由半夏、竹茹、生姜、枳实、橘皮、茯苓、甘草组成，功能清胆和胃，除痰止呕。用以治疗胆虚痰热上扰，虚烦不寐，惊悸口苦等症。此方素为历代医家所推崇，通过加减又派生出多个名方，如偏虚用高枕无忧散，即本方加人参、石膏、麦门冬、酸枣仁、龙眼肉，主治心胆虚怯、昼夜不睡、百方无效者；偏热用黄连温胆方，即本方加黄连，主治心中烦躁、面红气粗，伴有胸闷、焦虑不安、心慌等症。

猪苓汤

猪苓汤出自《伤寒论》，治疗阴虚而水热互结于下焦，见发热口渴，心烦不寐，小便不利，渴欲饮水，舌红、脉细数。本方证为阴虚热扰，阳不入阴所致心烦不得眠，治用猪苓汤育阴清热利水。临床上常用此方治疗泌尿系统感染兼见失眠心烦的病人，可酌加远志、夜交藤、珍珠母、黄连、龙骨、牡蛎等宁心安神之品。

竹叶石膏汤

竹叶石膏汤出自《伤寒论》，主治伤寒病后余热未清，气津已伤，气血津液不足之证。辨证要点为低热心烦，眠差，口干唇燥，纳少，乏力，舌红苔少，脉细数。可配合酸枣仁、五味子、浮小麦、柏子仁、龙骨等安神之品。

柴胡加龙骨牡蛎汤

本方出自《伤寒论》107条："伤寒八九日，下之，胸满，烦（心烦，可视为睡眠障碍综合征）、惊（多梦、心悸心慌），一身尽重（情绪低迷、疲劳乏力、行动迟缓），小便不利（尿频尿急、排尿不畅），谵语（健忘，思维混乱，梦话）。"主治伤寒下后，胸闷心烦，晚上兴奋不寐难以入睡，惊慌不宁，谵语，小便不利，浑身沉重，苔黄腻，脉滑。方中铅丹可用生铁落或珍珠母等替代。

阴证（偏虚偏寒证）

酸枣仁汤

本方出自《金匮要略》，辨证要点为虚烦不得眠，心悸盗汗，头目眩晕，咽干口燥，脉弦或细数。长期睡眠不足的人，特别是老年人、病后体虚者、有慢性病者都适合使用此方。酸枣仁的用量临床需根据病人的体质、胖瘦决定，笔者一般用20～30g。根据现代研究证明，酸枣仁能抑制中枢神经系统，有镇静催眠作用。茯苓可宁心安神，对心脾两虚的失眠健忘作用较好，若病人伴有心悸、健忘、胸闷则选用茯神。知母清虚热养阴液，川芎活血开郁调肝，用量宜小，甘草协调诸药。共治肝血不足，心失所养之不寐。临床中可随症加减，偏于阴虚肝旺者，配白芍、石决明、龙齿、牡蛎等；忧思劳伤心脾而出现虚烦出汗、口渴、心悸者，可配生地黄、白芍药、五味子、牡蛎等。

桂枝甘草龙骨牡蛎汤

桂枝甘草龙骨牡蛎汤为《伤寒论》方，辨证要点为心悸不寐，四肢不温，胸痛气急，怔忡不适，脉细或迟。方中桂枝、甘草辛甘化阳、补益心阳。甘草宜重用，《伤寒论》原文中甘草用到二两，与牡蛎、龙骨同分量，是桂枝用量的一倍（原方桂枝用一两）。

炙甘草汤

炙甘草汤出自《伤寒论》，主治重病后心血不足，血不养心，虚羸少气，心悸失眠，虚烦不寐，大便干结，舌淡少苔，脉细或结代。方中重用炙甘草，甘温益脾，以养心复脉；生地黄、麦门冬益阴养心以利脉；佐以人参益气生阳，阳中求阴；桂枝及清酒助心阳而通脉。诸药合用，对心血不足所致心律失常伴失眠者往往有效。

甘麦大枣汤

方中含甘草、小麦或浮小麦、大枣。本方为临床常用镇静剂，能养心安神，和中缓急。主治妇人脏躁（歇斯底里），喜悲伤欲哭，数伸欠，现代应用于癔病、神经衰弱、抑郁症、焦虑症、癫痫、精神分裂症，特别适用于小儿夜惊、夜啼、多动症等。

百合地黄汤

出自《金匮要略》，具有养阴清热，补益心肺之功效，是百合病之心肺阴虚内热证的常用方剂。症见神志恍惚，意欲饮食复不能食，时而欲食，时而恶食；沉默寡言，欲卧不能卧，欲行不能行，如有神灵；如寒无寒，如热无热，口苦，小便赤，舌红少苔，脉微细。方中百合色白入肺，养肺阴而清气热；生地黄色黑入肾，益心营而清血热；本方具有清、轻、平、润的特点，能滋津血，益元气。现在常用于神经官能症、癔病、植物神经功能紊乱、更年期综合征、失眠等属心肺阴虚内热者。

虚实夹杂，寒热错杂证

黄连阿胶鸡子黄汤

本方出自《伤寒论》，主治“少阴病，得之二三日以上，心中烦，不得卧”。辨证要点为心中烦躁，辗转不眠，手足心热，口干盗汗，小便短赤，舌质红、脉弦。此汤因有鸡子黄，虽味腥难咽，但效果明显，如辨证准确，一般两三剂后可平烦躁而安静。若阴虚明显，可加麦门冬、天门冬、五味子、生地黄等。

半夏泻心汤

半夏泻心汤出自《伤寒论》，辨证要点为心下痞满胀闷，肠中鸣响，夜间不寐，情绪不宁，嗳气纳差。此方是治疗胃肠病引起的夜寐不安的有效方剂。

小柴胡汤

小柴胡汤出自《伤寒论》，主治邪入半表半里之往来寒热，口苦，咽干，目眩，心烦不寐，胸胁苦满，苔薄，脉弦。方中可加入黄连、牡蛎、珍珠母等宁心安神之品。使用此方的前提是有少阳证，对于妇女产后发热及疟疾、黄疸、急慢性肝炎等时期引起的失眠症有较好疗效。

经方论治腹胀满

《伤寒论》提到腹胀满共有三处，三个方子三种类型：

66条：发汗后，腹胀满者，厚朴生姜半夏甘草人参汤主之。

249条：伤寒吐后，腹胀满者，调胃承气汤主之。

372条：下利，腹胀满，身体疼痛者，先温其里，乃攻其表，温里宜四逆汤，攻表宜桂枝汤。

厚朴生姜半夏甘草人参汤治脾虚腹胀：三补七消

以前有个人患感冒，发汗后虽然不再恶寒流涕，但出现腹胀，医生用厚朴生姜半夏甘草人参汤，吃完后腹胀依然，于是请教陈慎吾老先生。陈老认为处方恰当，但剂量不当。原方不变，只将厚朴由9g增至18g，党参、炙甘草由9g减至3g，服后其胀立消。陈老增厚朴之量意在消除胀满，减参草之量，是恐其助满碍中，洞悉仲景之旨，故服后霍然而愈。

原文讲“汗出必胀满”，发汗不得法，汗后气更虚，脾失运化，所以气滞，发而为腹胀满，这种胀满属于虚中夹实，张仲景用的是三补七消的办法。脾虚气滞之胀满，应辨明“虚”与“滞”的主从。以虚为主者，多微满而不胀，自应以补虚为主，佐以理气；以滞为主者，多满且胀，当以消为主，佐以补虚。本方厚朴、生姜、半夏用量较大，人参、甘草用量较小，显然是以消为主，以补为辅，使消而不伤正气，补而不碍气化。本方是为脾气受伤转运失常所引起的腹胀满而设，并不能通治其他腹胀症状。

调胃承气汤治胃实腹胀：但消不补

伤寒吐后，胸不胀满而腹胀满者，是表邪已尽，胃中壅热，胃气不和故也。宜与调胃承气汤，下其热而和之。因腹无硬痛，故不用大小承气汤。《黄帝内经》中有“其高者，因而越之；其下者，引而竭之；中满者泻之于内”。用吐法后，高位的邪气已解，但在腹中的邪气未解，所以用调胃承气汤轻下而和胃气、消腹满。吐后气逆，胃常不和，少用调胃承气汤和之则愈，此乃常法。

柯韵伯对此有专论：“不用气药，而亦名承气者，调胃即所以承气也。经曰：平人胃满则肠虚，肠满则胃虚，更虚更实，故气得上下。今气之不承，由胃家之实热，必用硝黄以濡胃家之糟粕，而气得以下，用甘草以生胃家之津液，而气得以上。推陈之中，便寓致新之义，一攻一补，调胃之法备矣（《伤寒来苏集》）。”

四逆汤治阳虚腹胀：但补不消

372条是表里同病，下利并腹胀是脾肾阳虚引起的里证，身体疼痛是经脉营气不通所致之表证。一般而言，表里同病应依《内经·至真要大论》的治疗原则：从内之外者，调其内；从外之内者，治其外；从内之外而盛于外者，先调其内而治其外；从内之外而盛于外者，先调其内而治其外；从外之内而盛于内者，先治其外而后调其内；中外不及，则治主病。因此，本条应先治里，再治表。

本条证候表面上看起来是中焦虚寒，但却不用理中汤，而用四逆汤来温里，是由于理中汤中的人参、白术都是补虚之品，容易产生中满之患，故以四逆汤，干姜温中，附子温下，中下焦同温，火能暖土，土温而能运化，脾肾阳复，气血外布，则气通血畅而痛除。里和而下利腹胀愈之后，而外证的体痛仍然不解时，则宜以桂枝汤来“收尾”：调和营卫，散肌表之余邪。桂枝汤有“外证得之，解肌和营卫；内证得之，化气调阴阳”之功，凡各经脉营气不畅之病，皆可治之。

以上三条均论及腹胀，一虚一实，一虚实共见。辨证论治，诸证皆然。

话说三阳合病的治疗

宋·许叔微《伤寒九十论》中记载了一则“三阳合病”医案：“有市人李九妻，患腹痛，身体重，不能转侧，小便遗失，或作中湿治。予曰：非是也，三阳合病证……乃三投白虎汤而愈。”案中有医生认为患者李九之妻是“中焦有湿”，许叔微做了纠正，认为是“三阳合病”，按仲景法，用白虎汤三剂而愈。刚读此案时，对为何要用白虎汤，不太理解。

三阳合病，是指太阳、阳明、少阳三经同时受邪而发病。《伤寒论》分别在少阳篇和阳明篇中有两处明确提及“三阳合病”，分别是：

268条：“三阳合病，脉浮大，上关上，但欲眠睡，目合则汗，此上焦不通故也，宜小柴胡汤。”本条三阳合病，重点在少阳，用小柴胡汤枢转少阳气机，使“上焦得通，津液得下，胃气因和，身濈然汗出而解”，通过“通、下、和、出”，最后使疾病得“解”。

219条：“三阳合病，腹满，身重，难以转侧，口不仁，面垢，谵语遗尿。发汗则谵语，下之则额上生汗，手足逆冷。若自汗出者，白虎汤主之。”

少阳枢机不利则身重而难以转侧，阳明胃肠病则腹满，阳明胃热蒸于上而出现口不仁面垢，阳明胃中热盛出现谵语神昏，热邪逼迫膀胱致小便不能控制而遗尿。发病之初是太阳、少阳、阳明同时受病，随着病情的发展变化，太阳与少阳之邪渐减，病邪聚于阳明而出现阳明里热炽盛，故当从阳明热证主治，宜用白虎汤清而解之。

经方大师胡希恕认为此处是一个倒装句，最后一句“若自汗出者，白虎汤主之”应该挪到前面去，全句应为：“三阳合病，腹满，身重，难以转侧，口不仁，面垢，谵语遗尿。若自汗出者，白虎汤主之。发汗则谵语，下之则额上生汗，手足逆冷。”这样就容易理解了。

除以上两处明确提及“三阳合病”之外，实为三阳合病但《伤寒论》中未明言的还有三处，分别是：

99条：伤寒四五日，身热恶风，颈项强，胁下满，手足温而渴者，小柴胡汤主之。

第5版全国高等中医药院校规化教材《伤寒论讲义》将其解释为身热恶风、颈项强属太阳表证；胁下满属少阳半表半里证；手足温而渴属阳明里证。从而本条是三阳证见，治从少阳，以和解为主，治以小柴胡汤。

189条：阳明中风，口苦咽干，腹满微喘，发热恶寒，脉浮而紧。若下之，则腹满，小便难也。

本条句首明言属“阳明”，“发热恶寒，脉浮而紧”属太阳，“口苦咽干”属少阳。柯琴对此有精到述评：“此为阳明初病在里之表，津液素亏，故有是证。若以腹满为胃实而下之，津液既竭，腹更满而小便难，必大便反易矣。此中风转中寒，胃实转胃虚，初能食而致反不能食之机也。伤寒中风，但见有柴胡一证便是，则口苦咽干，当从少阳证治。”

231条：阳明中风，脉弦浮大，而短气，腹部满，胁下及心痛，久按之气不通，鼻干，不得汗，嗜卧，一身及目悉黄，小便难，有潮热，时时哕，耳前后肿。刺之小差，外不解。病过十日，脉续浮者，与小柴胡汤。

阳明中风，即太阳中风转属阳明。弦为少阳脉，浮为太阳脉，大为阳明脉。腹部满即上下腹俱满，为里有水气。胁下及心痛，指胁下及心下俱痛，属少阳证。鼻干属阳明证。不得汗即不得汗出，属太阳证。嗜卧属少阳证。一身及面目悉黄，小便难，为黄疸病。有潮热，时时哕，属阳明证。耳前后肿属少阳证。由以上脉证可知，此为三阳合病并发黄疸，湿热不解郁而发黄疸的证治，只要大便不干结，仍可用小柴胡汤。

后世医家对于三阳合病的治疗也有阐发，如柴葛解肌汤。《医宗金鉴·卷三删补名医方论·柴葛解肌汤》有云："治三阳合病，头痛发热，心烦不眠，嗌干耳聋，恶寒无汗，三阳证同见者，石膏、柴胡、羌活、白芷、黄芩、芍药、桔梗、甘草、葛根，加姜枣，水煎服。"对此，吴谦有专门注释："陶华制此以代葛根汤，不知葛根汤，只是太阳、阳明药，而此方君柴胡，则是又治少阳也；用之于太阳，阳明合病，不合也。若用之以治三阳合病，表里邪轻者，无不效也。仲景于三阳合病，用白虎汤主之者，因热甚也，曰汗之则谵语遗尿，下之则额汗厥逆，正示人，惟宜以和解立法，不可轻于汗下也。此方得之葛根、白芷，解阳明正病之邪，羌活解太阳不尽之邪，柴胡解少阳初入之邪，佐膏、芩治诸经热，而专意在清阳明，佐芍药敛诸散药而不令过汗，桔梗载诸药上行三阳，甘草和诸药通调表里，施于病在三阳，以意增减，未有不愈者也。"

张仲景会用什么方子治疗风热感冒

2018年元旦前后，各家医院感冒病人人满为患，从北到南几乎横扫半个中国，显示出这一波流行性感冒的威力不一般。据国家流感中心网站公布的流感监测结果显示，全国自2017年12月以来，感冒流行强度不断增强，其中以乙型流感病毒所占比例最高。有关中医药防治感冒、流感、时行感冒等相关话题不断发酵，在同事之间、家长之间以及微信朋友圈讨论很多。

流感，中医称为天行病、外感天行、天行时疫等。南北朝陶弘景在《汤液经法》中有云："外感天行，经方之治，有二旦、六神大小等汤。"唐朝张鷟《朝野佥载》卷六也有相关记录："天宝中，万年主簿韩朝宗尝追一人，来迟，决五下。将过县令，令又决十下。其人患天行病而卒。"两千多年来中医药对"天行时病"即传染病有一整套规范的防治体系和良好的治疗经验。

前段时间有人问我，经方能否治疗风热感冒？如何治疗风热感冒？令我深思。

现代中医方剂学通常将感冒分为风寒感冒与风热感冒。风寒感冒选用麻黄汤、桂枝汤等方以辛温解表，风热感冒选用桑菊饮、银翘散等方以辛凉解表。如此分法使不少人误以为经方只能治疗风寒感冒，不能治疗风热感冒。事实上，清代以前众多医家均以张仲景《伤寒论》六经辨证为法，辨治包括时行感冒在内的众多疾病。

明末清初后，因温疫流行，促使温病学派兴起，吴又可及叶天士等一代中医大家鉴于《伤寒论》“详于寒，略于温”的不足，大大丰富和拓展了温热类疾病的证治规律和防治体系，成为中医学发展史上又一高峰。清代温病大家吴鞠通《温病条辨》可以说是温病学派的巅峰之作，为后人留下了很多至今仍行之有效的好方法，治疗风热感冒的桑菊饮、银翘散便是其中名方，现在仍是临床使用最多的方剂之一，为治疗外感类疾病发挥了重要作用。

桑菊饮、银翘散是治疗“邪犯肺卫”的方子，现称为风热感冒，症状多表现为发热重、微恶风、头胀痛、有汗、咽喉红肿疼痛、咳嗽、痰黏或黄、鼻塞黄涕、口渴喜饮、舌尖边红、苔薄白微黄等症。清代吴鞠通距医圣张仲景时代有1600年，那在这一千年里中医是如何治疗“风热感冒”的呢？方书之祖《伤寒论》里的经方真的只适合治疗所谓的风寒感冒吗？《伤寒论》中有没有给我们提供现成的治疗风热感冒的药方呢？

中医认为“寒、热、虚、实”是疾病的病性，中医辨证首先需确定病位，然后需确定病性，最后才能确定治疗的具体方药。六经辨证将外感表证即太阳病按“表实证和表虚证”分类，表实证用麻黄汤，表虚证用桂枝汤。近现代将外感表证从“风寒证与风热证”分类，风寒外感用麻黄汤、桂枝汤；风热外感用桑菊饮、银翘散。可以说，外感从寒热分类或从虚实分类，只是认识疾病和分类方法的角度不同而已，绝不是说经方不能治疗风热感冒，恰恰相反，经方治疗所谓的“风热外感”效果相当好。从临床可见，外感无论是从寒热分类还是从虚实分类，相互之间是有交叉重叠的，比如：表实的麻黄汤证邪气可从寒化热，如麻杏石甘汤证；表虚的桂枝汤证也从寒化热，如桂二越婢一汤、桂枝加大黄汤证等。

从六经辨证来说，所谓的“风热感冒”多表现为合病并病，如太阳少阳合病、太阳阳明合病等。下面介绍几个可以治疗“风热外感”的经方方证。

葛根汤

葛根汤由桂枝汤加葛根、麻黄组成。葛根辛甘凉，凉能清热，辛能疏表，葛根汤既能由麻桂辛温外散，又能由葛根辛凉疏表，如果加大葛根剂量或减少麻桂用量，则葛根汤的辛凉解表能力会逐渐增强，如果加上辛寒的石膏，则其辛凉解表的能力会更强。葛根汤还可通过加减变化以扩大适应证：若喘急胸闷、咳嗽痰多、表证不甚者去桂枝，加苏子、半夏以化痰止咳平喘；若鼻塞、流涕重者加苍耳子、辛夷以宣通鼻窍；若夹湿邪而兼见骨节酸痛加苍术、薏苡仁以祛风除湿；兼里热之烦躁、口干加石膏、黄芩以清泄郁热。

麻杏石甘汤

具有辛凉宣泄，清肺平喘之功效。《伤寒论》63条云：“发汗后不可更行桂枝汤，汗出而喘，无大热者，麻杏石甘汤主之。”麻杏石甘汤主治外感风邪，邪热壅肺证，症见：身热不解，咳逆气急，鼻翕，口渴，有汗或无汗，舌苔薄白或黄，脉滑而数者。方中麻黄、石膏为主药，其中麻黄开宣肺气以平喘、开腠解表以散邪；石膏清泄肺热以生津、辛散解肌以透邪。二药一辛温、一辛寒；一宣肺，一清肺，且都能透邪于外，为临床治疗风热外感见咳嗽痰黄诸症的常用方剂。

大青龙汤

具有内清外散之功效，发汗解表能力首屈一指，主治外感风寒兼有里热，症见：恶寒发热，周身疼痛，无汗烦躁，脉浮紧等症，临床常用于治疗流感、暑热、小儿夏季外感高热等病，是治疗“寒包火”的强力方剂，临床疗效卓著。

小青龙加石膏汤

《伤寒论》40条：“伤寒表不解，心下有水气，干呕发热而咳……少腹满，或喘者，小青龙汤主之。”小青龙汤主治外寒内饮证，小青龙汤加石膏则是治疗外寒内饮化热之证，如症见咳嗽，流黄浓涕，口渴等为寒饮上逆，兼夹上焦郁热所致，故以小青龙加石膏汤解表清热，温化寒饮降逆止咳。故应用小青龙加石膏汤治疗咳喘，不应囿于风热犯肺、风寒袭肺等固定思维，只要证候病机表现为“外寒内饮夹热”，不论冬夏，皆可应用。

柴胡桂枝汤

柴胡桂枝汤是《伤寒论》治疗少阳与太阳并病的代表方。《伤寒论》146条：“伤寒六七日，发热，微恶寒，支节烦疼，微呕，心下支结，外证未去者，柴胡桂枝汤主之。”原方所治是太阳与少阳并病，所见太阳病不重，少阳病也不显，以风寒外感为主，但又稍许寒郁化热，如痰稠稍黄、咽稍痛、舌尖边稍红、口稍干苦等症。小柴胡汤加石膏可治内外俱热之三阳合病，临床上使用的机会也不少。

以上只是几条治疗风热感冒常用经方，如果通过加减或合方治疗风热感冒，则可用的经方又不限于此矣。

曹颖甫治阳明大热

民国经方大师曹颖甫《经方实验录》载：江阴缪姓女，予族侄之妇也。自江阴来上海，居小西门寓所。偶受风寒，恶风自汗，脉浮，两太阳穴痛，投以轻剂桂枝汤：

桂枝二钱，芍药三钱，甘草一钱，生姜二片，大枣三枚。

汗出，头痛瘥，寒热亦止。

不料一日后，忽又发热，脉转大，身烦乱，因与白虎汤：生石膏八钱，知母五钱，生草三钱，粳米一撮。

服后，病如故。次日，又服白虎汤。孰知身热更高，烦躁更甚，大渴引饮，汗出如浆。又增重药量为：

石膏二两，知母一两，生草五钱，粳米二杯，并加鲜生地二两，天花粉一两，大蓟、小蓟各五钱，丹皮五钱。令以大锅煎汁，口渴即饮。

共饮三大碗，神志略清，头不痛，壮热退，并能自起大小便。尽剂后，烦躁亦安，口渴大减，翌日停服。

至第三日，热又发，且加剧，周身骨节疼痛，思饮冰凉之品，夜中令其子取自来水饮之，尽一桶。因思此证乍发乍止，发则加剧，热又不退，证大可疑。适余子湘人在，曰：论证情，确系白虎，其势盛，则用药亦宜加重：

继用白虎汤原方，加石膏至八两，余仍其旧。仍以大锅煎汁冷饮。

服后，大汗如注，湿透衣襟，诸恙悉除，不复发。

本案可以说是通过不断加大白虎汤中的石膏用量治愈的。

白虎汤是伤寒及温病均非常重视的一条方子，首见于《伤寒论·辨太阳病脉证并治》176条："伤寒，脉浮滑，以表有热，里有寒（邪），白虎汤主之。"吴鞠通《温病条辨》上焦篇第7条也有论述："太阴温病，脉浮洪，舌黄，渴甚，大汗，面赤，恶热者，辛凉重剂白虎汤主之。"是治疗阳明气分热盛的主方，为临床常用。

白虎汤方中石膏是君药，味辛性寒，能清热泻火，除烦止渴。石膏除寒凉外，因具有辛味，还有能行、能散的特点，所以石膏能透表，达邪出表，不至于因其寒凉而使表郁冰伏。石膏需重用才能显效，张仲景在白虎汤中用了一斤，近代的张锡纯先生在《医学衷中参西录》第一卷认为"石膏是以凉而能散，有透表解肌之力，外感有实热者，放胆用之直胜金丹"。他善用石膏治发热疾病，曾治一病人用石膏达数斤之多，人送绰号"张石膏"，他还善于将中西药结合在一起使用，如退外感高烧用石膏加上西药阿司匹林以增强表散之功，名为"石膏阿司匹林汤"。

各种《中药学》教材都提到"生石膏入汤剂宜先煎"，认为："矿石类药物，因质坚而难煎出味，应打碎先煎，以便有效成分析出。"古代名医先贤中，善用石膏者首推仲景，在《伤寒论》《金匮要略》中共载含石膏的方剂17首，即越婢汤、桂枝二越婢一汤、越婢加半夏汤、越婢加术汤、麻杏石甘汤、白虎汤、白虎加人参汤、白虎加桂枝汤、竹叶石膏汤、小青龙加石膏汤、大青龙汤、风引汤、厚朴麻黄汤、木防己汤、文蛤汤、麻黄升麻汤、竹皮大丸，以石膏入汤剂的方剂均未要求石膏先煎。除仲景外，民国以前诸医家用石膏也多不要求先煎。

现代药理研究认为，石膏中的主要成分“含水硫酸钙”是基本不溶于水的，高温下更是如此。因此，本人用石膏也是不要求先煎的。

本案发病是因偶受风寒，出现“恶风自汗，脉浮，两太阳穴痛”等太阳表虚证，投以轻剂桂枝汤即诸证悉除，但一日后出现阳明热证，很可能是患者本为阳盛之体，服桂枝汤后表证虽除，但里证浮现。本案患者使用白虎汤症减后反复发作，甚至病情逐渐加重，石膏用量也从八钱加至二两，后又加至八两方才汗出身凉告愈。笔者不才，思考本案患者一直汗出不畅，应为里热兼有表郁。虽说石膏味辛有一定辛散作用，但因其性寒制约表散，仅靠石膏一味难以内清外散，虽说加大石膏用量是一途，是否可酌加薄荷、香豉、蝉蜕等药以疏散表郁，透热外出更佳，抑或加用升降散以疏散气郁？抛砖以引玉，求教于诸位方家。

栝楼瞿麦丸辨治“上有口渴引饮，下有小便不利”

栝楼瞿麦丸首见于《金匮要略·消渴小便利淋病脉证并治》第十三篇，原文为：“小便不利者，有水气，其人苦渴，栝楼瞿麦丸主之。栝楼瞿麦丸方：栝楼根（二两）、茯苓、薯蓣（各三两）、附子（一枚，炮）、瞿麦（一两）。上五味，末之，炼蜜丸梧子大，饮服三丸，日三服。不知，增至七八丸。以小便利，腹中温为知。”栝楼瞿麦丸具有化气、行水、润燥的作用，用于小便不利并有口渴的疾患，临床用此方加减治疗消渴、淋证、水肿等疾患，每获良效，体现了中医异病同治的辨证施治精髓。

栝楼瞿麦丸的主证是口渴引饮，小便不利。《内经》曰：“膀胱者，州都之官，津液藏焉，气化则能出矣。”下焦肾阳虚衰，气不化水，中焦脾气虚弱，健运失司，不能蒸腾津液于上，则燥气上盛而有口渴；脾不制水，肾不化气，膀胱气化失司，故有小便不利。栝楼瞿麦丸证的病机特点为上热下寒，上燥下饮。治疗以润燥生津、温阳化气、益脾制水为法。

栝楼瞿麦丸中，栝楼又称栝楼根、天花粉，生津止渴于上，附子温阳化饮于下，茯苓利水健脾、山药养阴健脾于中，用少量瞿麦为佐，利下湿以清上热，全方组合共奏温阳利饮、生津润燥之目的。

栝楼瞿麦丸的剂量，如燥气独盛于上，口渴引饮严重，天花粉的剂量应多于附子，以增强生津润燥作用；如渴饮已减，则天花粉用量亦随之减少；如上燥不显，或可去苦寒之天花粉。本案病机重点是肾阳虚、脾气弱，阳虚不能化饮，故附子、山药、茯苓的剂量不可过少，临证中视下焦阳虚和中焦气弱的程度随证施量。

或许有人会问：附子和栝楼属中药配伍之“十八反”，能同用吗？“十八反歌”最早见于张子和《儒门事亲》：“本草明言十八反，半蒌贝蔹及攻乌，藻戟遂芫俱战草，诸参辛芍叛藜芦。”反药是否可以同用，历代医家众说纷纭。据统计，2010年版《中华人民共和国药典·一部》共收录成方制剂1062个品种，其中含反药配伍的成方制剂11个，包括含十八反药对的品种5个，含十九畏药对的品种7个，既含十八反又含十九畏药对的品种1个。由南京中医药大学承担的国家“973”计划之中医理论“基于十八反的中药配伍禁忌理论基础研究”报告显示，自有成书收载方剂文献至今的1000多年间，运用与甘草相反药物的方剂有234首，与乌头相反方剂1106首，与藜芦相反方剂99首。因此，北京中医药大学肖相如教授撰文呼吁废止中药十八反。经笔者反复临床验证，其中部分配伍是安全的，可放心使用，如附子配天花粉、附子配半夏等。

栝楼瞿麦丸应与如下几个经方鉴别：

栝楼瞿麦丸证与五苓散证的比较

五苓散证亦可见“上有口渴，下有小便不利”。其病机特点是邪入膀胱，气化失司，气不化水，津不上承，为“水热互结膀胱”之太阳蓄水证，热多寒少，水饮内停而不甚虚。栝楼瞿麦丸证是寒多热少，其人上燥而下寒，腹中有寒，多饮必致腹中寒甚而不舒，故虽口渴也不欲多饮。

栝楼瞿麦丸证与猪苓汤证的比较

猪苓汤证多见小便不利，排尿时尿道灼热或涩痛，甚或尿血，伴口干思饮，心烦失眠等。病机特点为实证热证，不虚不寒。栝楼瞿麦丸证上有口渴引饮，下有小便不利，为虚实兼顾，上热下寒。

栝楼瞿麦丸证与真武汤证的比较

真武汤证具有温阳利水之功效，主治阳虚水泛证，证见畏寒肢肿、小便不利、心下悸动、头目眩晕、身体筋肉瞤动、站立不稳、四肢沉重疼痛等症。病机特点为阳虚水泛，属纯寒无热，容易与栝楼瞿麦丸证鉴别。

栝楼瞿麦丸，组方严谨，寒温并用，温而不燥，清而不寒，滋而不腻，补利兼施，三焦兼顾，阴阳并补。《医宗金鉴》谓此方“亦肾气丸之变制也”。《金匮要略心典》曰：“夫上浮之焰，非滋不熄，下积之阴，非暖不消。”是对本方立法宗旨的精辟论述。

桂枝加芍药汤治腹痛医案一则读后感

吴逸然先生（1909—1969）是中山县张家边人，早年毕业于广州光汉中医学校，生前在张家边从事中医临床及教学工作。吴逸然先生从事临床工作30年，辨证论治严谨，临床疗效卓著，尤擅经方，遗下《诊余实录》一部，载有病案记录86例，涉及诸多疑难病症，选方用药精到，病案条分缕析，堪为后世楷模。下录一精彩医案以分享：

男，林桂春，骤发腹痛，渐剧，转辗号呼，莫可宁耐。杂药乱投，不能止，余诊其四肢冷，脉迟，无寒热，呕吐。此寒邪入太阴也。夫伤寒之始，自有三阳气化以抗御外邪，故证多见发寒热，头痛、脉浮数，为病在表，此伤寒之常也。今不头痛而腹痛，无寒热而四肢冷，脉不浮数而见迟，显见寒邪避过三阳，直犯太阴。太阴主腹中，脾气不运，故骤痛。无寒热，病不在表也。四肢禀气于胃，今脾病不能为胃行其津液，胃气不至于四末，故冷。脉迟为病在脏，主寒。太阳根于至阴，今病势从阳入阴，法当解太阴之邪，使病从阴出阳，则阴阳和而病愈。桂枝汤为和阴阳之主方，倍加芍药以宣通太阴之络脉，再加半夏以和胃降逆，使脾胃和，自尔上输外达，不治痛而痛止矣。如法与之，痛顿减，脉至如常，微寒热，头痛，病已从里达出于表。继进小柴胡汤加芍药，竟瘳。

笔者按： 本例骤发腹痛，表证不明显，为寒邪绕过三阳，直犯太阴，此为常见的胃肠型感冒腹痛。先用桂枝加芍药半夏，调和脾胃，和解阴阳，枢转气机，使客邪由里出半表半里，待出现微寒热及头痛的少阳证后，再以小柴胡汤加芍药和解少阳，调和气机，引邪外出而愈。治疗思路清晰，层次分明有序，辨证法度严谨，可谓深得仲景精髓也。

笔者对上案称赞之余，亦对上案“倍加芍药以宣通太阴之络脉”一语不解。白芍味性酸微寒，既辨为外寒直犯太阴致骤发腹痛，为何不加温通之热药，而倍酸寒之白芍?

《伤寒论》279条：“本太阳病，医反下之，因而腹满时痛者，属太阴也，桂枝加芍药汤主之。”本为太阳病，误用泻下药，出现腹满时痛，属太阳外邪未解又陷太阴，为太阳太阴合病，桂枝汤倍加芍药在此所起什么作用？是宣通太阴之络脉吗？还是看看仲景如何使用芍药的。

《伤寒论》21条：“太阳病，下之后，脉促胸满者，桂枝去芍药汤主之。”脉促胸满为太阳中风误用下法，导致胸阳受损，出现脉促胸满等症。为何去芍药？因为芍药阴寒，阻碍胸阳复振，所以去之。桂枝甘草汤的“发汗过多，其人叉手自冒心，心下悸，欲得按者”，过汗后胸阳受损，出现严重心悸，重用桂枝4两，而不用芍药，亦是避开芍药之酸寒阴柔。炙甘草汤治疗心阴血不足，心阳不振所致的脉结代、心动悸，芍药本可补阴，然仲景仍舍弃不用，亦是同样的理由。由此可见，仲景凡是治疗心气不足或心阳虚损的方子都不用芍药。

小建中汤由桂枝倍芍药汤再加饴糖而成，用来治疗外感伤寒二三日的心中悸而烦，现代更是用来治疗脾胃虚弱所致的肝气乘脾所致腹痛。此方倍芍药的目的，是用芍药酸敛柔肝，制肝气之亢，使木不生火，以免乘脾。小柴胡汤证“若腹中痛，去黄芩加芍药”亦是用芍药敛肝柔肝，后世的痛泻要方用白芍也是此意。

桂枝汤“外证得之解肌和营卫，内证得之化气调阴阳”。桂枝汤可解太阳表虚证，亦可调太阴之脾胃不足。木邪最易乘虚犯土，太阴虚寒，肝气横逆犯脾。由此可见，桂枝加芍药汤倍用芍药的目的是养血敛阴，柔肝平肝，使肝气平和，以免肝木乘土，影响脾气运化，除此之外，芍药配甘草亦有缓急止痛的功效。

桂枝加芍药汤解表和脾，外解太阳表邪，内和脾胃之气，以除腹中痛；若出现大实痛，腹满疼痛较剧，拒按怕热，大便不通，乃病兼阳明，腐秽积滞于肠而成，则用桂枝加大黄汤，解表邪，通实滞，则腹痛自止。此二方主要针对腹痛而设，不论有无表证，皆可使用，柯韵伯云：“桂枝加芍药，小试建中之剂；桂枝加大黄，微示调胃之方”深得二方要领。李东垣对此更有精到体会：“腹中痛者加甘草、白芍药，稼穑作甘，甘者己也；曲直作酸，酸者甲也。甲己化土，此仲景之妙法也。”临床运用本方时，如能抓住脾胃不和、气血不利和肝木乘土三个环节，则用之多验。

甘草干姜汤治遗尿案

近读《赵守真医案》，见一医案颇为经典：刘某，男，30岁，小学教师。患遗尿证甚久，日则间有遗出，夜则数遗无间，良以为苦。医咸认为肾气虚损，或温肾滋水而用桂附地黄汤；或补肾温涩而用固阴煎；或以脾胃虚寒而用黄芪建中汤、补中益气汤。其他如鹿茸，紫河车，天生磺之类，均曾尝试，有效有不效，久则依然无法治。吾见前服诸方于证未尝不合，何以投之罔效？细诊其脉，右部寸关皆弱，舌白润无苔。口淡，不咳，唾涎，口纳略减。小便清长而不时遗，夜为甚，大便溏薄。审系肾脾肺三脏之病。但补肾温脾之药，服之屡矣，所未能服者肺经之药耳。复思消渴一证，肺为水之上源，水不从于气化，下注于肾，脾肾不能约制，则关门洞开，是以治肺为首要，而本证亦何独不然。景岳有说："小水虽利于肾，而肾上连肺，若肺气无权，则肾水终不能摄。故治水者必先治气，治肾者必先治肺。"本证病缘于肾，因知有温肺以化水之治法。又甘草干姜汤证原有遗尿之源，更为借用有力之依据。遂给予甘草干姜汤。炙甘草24g，干姜（炮透）9g，日2帖。3日后，遗尿大减，涎沫亦稀。再服5日而诸证尽除。然以8日服药16帖，竟愈此难治之证，诚非始料所及。

以上为赵守真老先生熟读经典，善用经方治疑难病的经典病例，值得我辈学习借鉴。甘草干姜汤由甘草和干姜组成，但甘草必须蜜炙，干姜必须炮黑，炙甘草的剂量应大于干姜一倍之上。此方依《伤寒论》治疗误发少阴之汗，而见手足厥冷之证，如《伤寒论》29条："伤寒脉浮，自汗出，小便数，心烦，微恶寒，脚挛急，反与桂枝汤，欲攻其表，此误也。得之便厥，咽中干，烦躁吐逆者，作甘草干姜汤与之，以复其阳。"患者本身就是阴虚阳浮之证，阴不敛阳，阳浮散于外，医误以为是桂枝汤证而发汗，发汗之后阴津亏损更甚，而阳气也随津液耗散，所以见"厥，咽中干，烦躁吐逆"，给予甘草干姜汤，重用炙甘草益胃生津，干姜温复肺脾之阳。甘草干姜汤在《金匮要略》则是用于治疗"肺痿吐涎沫，不渴，遗尿，小便频数，头目眩晕，而多涎唾"之证。总的来说，此方温肺脾太阴之寒，脾阳复则能为肺上输精微，肺气复则可布津于肌腠脏腑，通阳气、行津液、调水道，膀胱气化得复，开阖有度。"治水者必先治气，治肾者必先治肺"，可谓真知酌见也。

经方中用两味药之小方治病的还有不少，如用桂枝甘草汤治发汗太过之心中悸，芍药甘草汤治阴液不足之脚挛急，赤石脂禹余粮汤治脾虚肠滑之下利，皆是药简效专，既可单方专用，亦可合方运用。

浅淡张景岳的柴胡饮及应用体会

张景岳是明朝杰出的医学家，古代中医温补学派的代表人物，时人称他为“医术中杰士”“仲景以后，千古一人”，其学术思想对后世影响很大，著有《景岳全书》等书。《新方八阵》即《景岳全书》卷五十和卷五十一，景岳将自己制定新方186首，分补、和、攻、散、寒、热、固、因八阵，因有《新方八阵》，柴胡饮系列方剂是《新方八阵》中散阵的主要方剂。“用散者散表也”，本法为发散解表之法，用于外感发热等卫表不和或肺卫不宣之证。景岳根据张仲景太阳证用麻黄汤，少阳证用小柴胡汤的原则，经过长期临床实践创立了柴胡饮系列方。张景岳的散阵，大体可分为平散、凉散、温散、补散等。柴胡饮系列六个方剂中，正柴胡饮为平散之剂，一柴胡饮是凉散之剂，二、三、四、五柴胡饮是温散之剂。

正柴胡饮

柴胡3～9g，防风3g，陈皮4.5g，芍药6g，甘草3g，生姜3～5片。加减：头痛者加川芎5g，热兼渴者加葛根3～6g，呕恶者加半夏4.5g，湿盛者加苍术5g。

景岳的正柴胡饮，实从仲景桂枝汤脱胎而来，不用桂枝而用防风者，李东垣谓防风为风药中之润剂，既能解肌祛风，又不若桂枝之温燥，与柴胡为伍，则解表逐邪之力更强。去大枣之壅，加陈皮之走，兼利气透解之能。故景岳说，外感病中，“凡血气和平，宜从平散者”，既不同于桂枝汤之温散，又非银翘散之凉散，其实与叶天士所言“在卫汗之可也”，如用葱豉汤之平散法，药虽不同而理同。

本方是“平散”之剂，所谓“平散”是指本方由性味平和的药物组成，用于外证内无寒热者。柴胡味苦微辛，气平微寒，气味俱轻，既升且散，善祛邪解表退热并疏散少阳半表半里之邪，和解宣散，疏肝解郁，为主药。防风辛温发散，以辛散祛风解表见长，缓而不峻，为风药之润剂，风能胜湿，故亦祛湿，协助柴胡疏散外感风寒之邪；陈皮辛苦性温，理气调中，且能温燥寒痰，宣肺止咳，“泻肺中逆气”；方中芍药多用赤芍，味苦微寒，凉血活血，调肝和营，用之以清里热并可防辛温之品发散太过，共为辅药。生姜辛散温通，助柴、防表散风寒，又能和中止呕，温肺止咳；甘草缓急止痛，调和诸药，合为佐使之品。诸药共奏表散风寒，解热止痛之功。本方药性平和，除解表散寒外，兼有理气解郁之功，故用于气血不虚而外感风寒较轻，或兼里气郁滞之机者尤宜。

一柴胡饮

柴胡6～9g，黄芩4.5g，芍药6g，生地4.5g，陈皮4.5g，甘草2.4g。加减：若内热者，加连翘3～6g，外邪盛，加防风3g，邪在阳明兼渴者，加天花粉或葛根3～6g，热盛者加知母、石膏。本方乃凉散之剂。表里俱热，元气强者宜凉散，若感四时不正之气，或为发热，或为寒热，或因劳因怒，外有邪而内兼火热，脉证惧阳而烦渴喜冷，且元气强实，治兼凉而散之，当以一柴胡饮为首选。

二、三、四、五柴胡饮是温散之剂

元气不足外感风寒者治宜补散。二柴胡饮：陈皮4.5g，半夏6g，细辛3～6g，厚朴4.5g，生姜3～5片，柴胡4.5～9g。三柴胡饮：柴胡6～9g，芍药4.5g，炙甘草3g，陈皮3g，生姜3～5片，当归6g，溏泄者，易以熟地。四柴胡饮：柴胡3～9g，炙甘草3g，生姜3～7片，当归6～9g，人参6～21g。五柴胡饮：柴胡3～9g，当归6～9g，熟地9～15g，白术6～9g，芍药（炒用）4.5g，炙甘草3g，陈皮酌用，或不必用。

在运用张景岳柴胡饮系列方剂时，应了解药性缓急及气味寒温，要根据体质的强弱，邪势微甚，病性的寒热，病情的轻重，酌情用药。荆芥、防风、紫苏味辛气重，属平散之品，细辛、白芷、生姜味辛气温，性属温散，柴胡、葛根、薄荷味辛凉，性属凉散。

外感发热医案

患者男，16岁，2017年8月22日就诊。刻诊：咽喉肿痛反复7天，近3天反复发热，最高时达39℃。伴烦躁不安，头痛身痛，口干渴，舌质红，苔黄厚而干，咽喉红肿，双侧扁桃体肿大，脉数。曾用抗生素和众生丸，效果不理想。治宜疏风清热解毒，用一柴胡饮加减：柴胡15g，赤芍15g，防风10g，板蓝根20g，生地10g，麦冬10g，玄参12g，射干10g，牛蒡子10g，黄芩9g，甘草6g。每日一剂，再煎共400mL，分多次慢咽频服，2剂热退，7剂后症状消失。

治疗夜尿过多简便有效二法介绍

夜尿过多是一种十分令人烦恼的疾病，严重时可使人整晚无法入睡，影响生活质量和工作效率。夜尿过多常见原因如下：

1.精神因素，如失眠症，焦虑症等。

2.睡前大量饮水、喝咖啡、饮用浓茶或服用具有利尿作用的食物，均可引起夜尿增多。

3.全身性疾病，如心功能不全、糖尿病等。

4.肾脏病变，如慢性肾小管间质性疾病、慢性肾小球肾炎伴有严重的间质病变，高血压肾损害及慢性肾功能不全等。

5.泌尿系炎症、前列腺炎、前列腺增生、膀胱过度活动症等。

治疗夜尿的方法很多，如控制睡前饮水，治疗失眠和原发病等，到医院找医生诊治自然是再正确不过的选择。但现实生活中不少人觉得，夜尿增多不太严重，或者起病时间不长，或者没时间到医院检查治疗，或者还没有必须到医院诊治的地步，有没有一种简便而有效的方法治疗夜尿过多呢？在这里向大家介绍两种简便有效的治疗办法。

方法一：吃核桃肉，喝分心木茶

每天服核桃肉4～5个，分心木5g煮水当茶喝（小孩酌减），连用5～7天。适用于中老年前列腺增生，女性体虚，小孩发育不良等所致夜尿增多或尿床。

分心木就是核桃果核内的木质隔膜。吃核桃仁的时候，在两瓣核桃仁之间有一片很薄的，有点像蝴蝶形状的木质东西。因为它在核桃的内心，将两瓣核桃仁分开，所以中药将其叫作“分心木”，具有涩精缩尿，止血止带，止泻痢疾之功效，可用于遗精滑泄，尿频遗尿，崩漏，带下，泄泻，痢疾等疾病。因此，吃核桃仁的时候不要将“分心木”随意丢掉，将其收集起来，说不定有不时之需呢。此方法不适用于湿热或阴虚有热体质。

方法二：隔姜灸神阙穴

材料准备：姜片（姜切成片，厚约5mm，上面扎几个小孔）、艾绒、细盐。

操作步骤：

第一步：往肚脐眼倒上细盐，填平即可，中医称肚脐眼为神阙穴。

第二步：姜片敷在肚脐眼上。

第三步：姜片上放塔状样的艾绒，把艾绒点燃。

在艾绒慢慢烧完的过程中，患者肚脐眼会有发热的感觉，但因为有姜片阻隔，所以不用担心会烫伤。当艾绒烧完后就撤下，再重复以上三个操作步骤，一连三次，连续几天，直到夜尿频多的症状减轻为止。此方法对一些年老、体质虚寒的患者有效。

蔡仁山先生抢救濒死儿童一例

从古至今，医家医案多达成千上万。民国以降，赵守真的《治验回忆录》、祝味菊《医案回忆录》、范中林的《六经辨证医案》可称得上是为数不多的经方医案精品。

赵守真，湖南省已故名医，生平不详，著有《治验回忆录》。赵老伤寒功底深厚，用药多系经方，精纯不杂，尤擅用附子、干姜类热药，以四逆辈、理中汤应用尤为娴熟。其病案析理明晰，文笔练达，堪称医案中之佳作。《治验回忆录》中记录了一则赵守真老师蔡仁山先生抢救濒死儿童验案，读后发人深省，令人深思。

王姓患儿，3岁。病吐泻，初不以为意，病亟始求医，治不如法，半日间病转剧，吐如涌，泻如注，旋又搐搦，继则肢厥神昏，气如悬丝，认为不治，弃于地，待气绝葬之。时吾师出诊经其门，邻人不忍而代邀诊：见儿僵卧地上，肢厥如冰，关纹不见，以手掐人中不呻，又掐合谷亦不呻，呼吸若有若无，抚心有微热。重手按其腹，儿目忽启，神光莹晶，切足三部脉亦不显。窃思该儿病虽沉笃，而神光未散，尚存一线生机，衬可为力之处。先以艾灸气海、关元、天枢及两足三里诸穴，并于脐满填食盐，切生姜薄片，戳细孔无数，置盐上，再放艾团烧之，以做急救处理。急处人参四逆汤：

党参18g，生附子12g，干姜9g，炙甘草6g，急火浓煎。

陆续灌下，尚能咽，两时内服完2煎，无转变，接进2剂，约4时许，身肢转温，目能启视，不吐不泻，气虚不能言。病庆再生，已无顾虑，接服黄芪理中汤3剂调理即愈。

读后感想：

此案给人感慨良多，思考良多，疑问良多。首先应为患儿得救而庆幸，为赵老业师蔡仁山先生高尚医德和高超医术点赞，为当时纯朴的社会风气和良好的医患关系欣慰。

此例患儿濒死，病情不可谓不重，“吐如涌，泻如注，旋又搐搦，继则肢厥神昏，气如悬丝”，家属已经不抱希望而放弃了，“认为不治，弃于地，待气绝葬之”。读至此处，不觉悲从中来，叹前医乏术，悯家人悲伤，实乃无耐之举。

恰好蔡仁山先生“出诊经其门，邻人不忍而代邀诊”。蔡仁山先生察患儿虽然病危，“僵卧地上，肢厥如冰，关纹不见，以手掐人中不呻，又掐合谷亦不呻，呼吸若有若无”，但“重手按其腹，儿目忽启，神光莹晶”，认为患儿“神光未散，尚存一线生机”，遂奋力抢救，终于起死回生。

蔡仁山先生先以艾灸气海、关元、天枢等穴，随后急火浓煎“人参四逆汤”，没有人参，用党参代替。陆续灌下，4个时辰连进4剂。对于一个3岁小孩，本方药物用量奇重，生附子共用48g，还不是久煎，而是“急火浓煎”，病重药亦重，非此无以救生矣。鬼门关前走一遭，终于峰回路转，患儿“身肢转温，目能启视，不吐不泻”，接服黄芪理中汤3剂调理而愈。

此例成功救治濒死患儿，用的是纯中医手段，而且快速高效，仅4个时辰即8个小时，费用低廉，也没有留下什么副作用。我查了网络资料，完全查不到蔡仁山先生的其他资料，如果不是赵守真在《治验回忆录》中忠实记录了业师蔡仁山先生本则医案，很可能后人还不知道蔡仁山先生其人，说明在当时蔡仁山先生还不是很出名的医生。

读完本案，有几个问题油然而生：在当今社会，如果你是医生，碰到此种情况，在没有家属授权的情况下，你敢治吗？如果你是中医师，碰到此种情况，你能治吗？现在的中医院急诊科或ICU，还有如此技术吗？当下的政策法规，应如何保护挖掘和推广应用简、便、验、廉的中医急救技术？

第六部分

经方源流传承发展

一日为医，终生为医
——首届中国医师节有感

清代著名诗人黄仲则有“瘦因吟过万山归”的名句，深刻地揭示了治学的艰巨性，提示治学既要读万卷书，也要行万里路这个普世真理。

明代名医裴一中在《言医·序》中说：“学不贯今古，识不通天人，才不近仙，心不近佛者，宁耕田织布取衣食耳，断不可作医以误世!”对医师提出了极高的要求。

清代名医叶天士是大医学家，温病学派领袖，他临终时告诫子孙：“医可为而不可为，必天资颖悟，读万卷书，而后可以济世。不然，鲜有不杀人者，是以药饵为刀刃也。我死，子孙慎勿轻言医！”以天资聪颖、医术高超之叶天士，临死前告诫子孙不可轻易从医，可见为医之不易。

裘沛然曾师从诸多沪上名医，1937年即悬壶济世，后任上海中医药大学教授，为新中国首届国医大师。他自述在中年时曾得过一次湿温重症，经医院确诊为肠伤寒，身发高热，中西药物遍投而热不退，病延两周左右，乃邀请甬上名医徐余藻医治，徐余藻以大承气汤加甘草为方，药后很快痊愈。但当时裘沛然百思不得其解，硬是没看出自己身上有使用大承气汤的指征！自思读了《伤寒论》千百遍，对阳明病大承气汤证可谓倒背如流，却只知书中所述大承气汤的主证是“痞满燥实坚”，困守于前人注释的一般概念而不知用巧；同时对湿热蕴蒸气分，禁锢于“清宣透达”之说，知常而不能达变。因此深以为愧，乃知学海无涯，医路艰巨，自此苦读深研，终成一代国医。

曹颖甫是民国名医，著名的经方家，因善用大承气汤，临证多一帖即愈，因此有“曹承气”“曹一帖”的绰号。其学生姜佐景记录了曹颖甫曾用大承气汤治疗“吃饭脑门冒热气”的一则奇案。

20世纪30年代，曹颖甫在上海行医，并受当时上海名医丁甘仁所邀，在上海中医专门学校教授《伤寒论》和《金匮要略》，深受欢迎。有一次，上海电报局一个姓施的年轻人患了一个怪病，邀请曹颖甫诊治。这个年轻人吃饭时脑门会冒热气，不吃饭则如常。询问家人，这个病咋得的？答曰，他本来在军队里工作，也是收发电报的，因为受过惊吓，变得神志恍惚。有客人来的时候，就默不作声，客人走了后就唱歌，不停地乱唱。吃饭和大小便都正常，但是吃饭的时候脑门上热气腾腾的直冒烟。摸摸肚子，也没有胀满和疼痛拒按的情况。只是脉有点怪，一只手的脉洪大，一只手的脉沉细，两手的脉完全相反。曾经送到上海某著名医院里查了20多天，也没查出什么病来，最后医院干脆说没病，让他回家了。

曹颖甫看后写下一句：“阳明病，宜下之，主以大承气汤。”就是说这个病是阳明病，应该用泻下的治法，用大承气汤为主治疗。不愧是“曹承气”“曹一帖”，服了一剂大承气汤后，这个姓施的年轻人大便畅泻几次后，吃饭时脑门不冒烟了，也不乱唱乱说了。

过了几天，这个姓施的年轻人又来找曹颖甫老先生，说别的倒没什么，就是觉得两肋的地方有点胀痛，麻烦老先生再帮忙治疗一下。曹颖甫二话不说，诊脉后开方一帖，就一帖！两肋胀痛消失了，原来曹颖甫这次用的是小柴胡汤。

又过了几天，这个姓施的年轻人又来找曹颖甫，老先生说，又有什么事啊？年轻人说我脑门不冒烟了，两肋也不胀痛了，只是近来天气不热，可老是出汗，精神不振。人家曹老先生还是一付药，立马就治好了，这次用的是桂枝加龙骨牡蛎汤。

以上奇案，外行看热闹，内行看门道。“痞满燥实坚”是大承气汤的主证没错，但“痞满燥实坚”只是症状，是外在的表象，大承气汤证的实质是邪热蕴结在胃肠。吃饭时胃肠气血旺盛，早就潜藏于胃肠的邪热因此受激上冲脑门，因为中医理论说脑门这个地方是足阳明胃经主管的地盘，所以每到吃饭时就会出现脑门冒热气，乱唱乱说也是邪热冲脑的症状。几天后出现两肋胀痛，是邪犯胆经，气行不畅，不通则痛，用小柴胡汤和解枢机，理气行滞，把堵塞的胆经打通后，两肋自然就不胀痛了。再后来出现天不热也老是出汗，是邪在表层，营卫不和，在桂枝汤的基础上加龙骨牡蛎，既调和营卫，又收敛固汗，自然好得快。

疏理一下整个治疗过程，其实是曹颖甫老先生考虑到病邪深入体内，正气也不足，难以一次性搞定，于是采取步步为营的治疗方法，先是用大承气汤把病邪从里（阳明胃肠，脑门冒热气），赶到半表半里（少阳胆经，两肋胀痛），再用小柴胡汤把半表半里的病邪赶到体表（太阳表证，自汗），最后用桂枝加龙骨牡蛎汤把残留于体表的少量病邪彻底赶跑，完全恢复健康。真是用药如用兵啊！

为医者，无不是既经历“独上高楼，望尽天涯路”的彷徨，也遭受“衣带渐宽，为伊憔悴”的折磨，最后能否达到“蓦然回首，佳人正在灯火阑珊处”的至境，那要看个人造化了。

医者的抉择：徐灵胎医案审录

《洄溪医案》是清代大医学家徐灵胎的医案著作，初未刻印，1855年由王士雄（孟英）根据抄本编辑并加按语刊行，所收医案以内科杂证为主，治法灵活多变，随证而施，并有不少独到的临床见解。《洄溪医案》并不以治验自炫，而是通过以治验教人学医、识医、用医，在医道与医术层面均对读者颇多启发。下录其一则医案。

松江王孝贤夫人，素有血证，时发时止，发则微嗽，又因感冒变成痰喘，不能著枕，日夜俯几而坐，竟不能支持矣。是时有常州名医法丹书，调治无效，延余至。余曰：此小青龙证也。法曰：我固知之，但弱体而素有血证，麻桂等药可用乎？余曰：急则治标，若更喘数日，则立毙矣。且治其新病，愈后再治其本病可也。法曰：诚然。然病家焉能知之，治本病而死，死而无怨；如用麻桂而死，则不咎病本无治，而恨麻桂杀之矣。我乃行道之人，不能任其咎。君不以医名，我不与闻，君独任之可也。余曰：然。服之有害，我自当之，但求先生不阻之耳。遂与服。饮毕而气平就枕，终夕得安。然后以消痰润肺养阴开胃之方以次调之，体乃复旧。法翁颇有学识，并非时俗之医，然能知而不能行者。盖欲涉世行道，万一不中，则谤声随之。余则不欲以此求名，故毅然用之也。凡举世一有利害关心，即不能大行我志，天下事尽然，岂独医也哉。

上案提到患者松江府王孝贤夫人，“素有血证，时发时止”，即时有出血的病症。这次因感冒变成痰喘，“不能著枕，日夜俯几而坐，竟不能支持矣”。患者痰喘症状很重，不能平卧，日夜俯伏在茶几上，差不多支持不下去了。请了常州名医法丹书，竟调治无效。法丹书于是请来徐灵胎会诊，徐灵胎看后说，这就是小青龙汤证啊，怎么不用小青龙汤先治其标缓解痰喘，再治本调其气血呢。法丹书说“我固知之”，既然知道怎么不用小青龙汤呢，原来他有担心：“然病家焉能知之，治本病而死，死而无怨；如用麻桂而死，则不咎病本无治，而恨麻桂杀之矣。”小青龙汤含有麻黄、桂枝、细辛等辛温发散之药，可能会对长期出血的虚弱病人有副作用。用麻桂这等辛温发散之猛药，治好了自然皆大欢喜，万一没治好甚至出现不良后果，患者家属不理解的话就要麻烦了。如果到此为止，也不能太过责怪法丹书这个医生。但法丹书随后对徐灵胎提出的要求就让人无语了：“我乃行道之人，不能任其咎。君不以医名，我不与闻，君独任之可也。”意思是我法丹书是常州名医，个人品牌名誉很重要，不能冒此治疗风险。你的医术还不甚闻名（可能徐灵胎当时还年轻），你可以以你的名义用小青龙汤治疗。徐灵胎听到如此无耻之言后，竟不生气，面对如此危重患者“若更喘数日，则立毙矣”，勇挑重担，敢于担责，“服之有害，我自当之，但求先生不阻之耳”，果断给患者服用小青龙汤，服药后痰喘果然明显好转，“饮毕而气平就枕，终夕得安”，患者最后经调养而完全康复。

以上是医生面临两难抉择时该如何取舍的案例。在日常医疗活动中，医生还会面临诸多两难抉择，如患者欠费，不治或治不彻底，医生内心有愧，治则医生要负责欠费，做得越多收入越少。又如医保单病种费用，超标则需医生自己负责，不治又于心不安。再比如，有些检查化验本来不必做，对诊断和治疗完全没有必要，但担心一旦有医疗纠纷，医生不能举证自己没错，只好做足功夫以策安全。如此情形，不一而足。现代社会固然要求为医者技术好、境界高，但更需要有利于良医成长的政策环境和社会氛围，涌现出更多医术精、医德好、勇担当的好医生，造福民众。

中医的法与意

法为法则、规范，意为灵活、个性。一幅好的书法作品，必须法中有意，意中有法。楷书法多于意，草书则意多于法。可以说，楷书是尚法的典范，而狂草则是尚意的极致。由此可见，楷书是以法为主的法与意的结合，草书则是以意为主的法与意的融和。

同为中国传统文化的产物，中医亦重法与意。中医“医者，意也”一语，最早出自《后汉书·郭玉传》“医之为言，意也”。《旧唐书·许胤宗传》也载“医者意也，在人思虑……”，强调行医治病，贵在思考与感悟。

清末民初中西汇通名家张锡纯在其著作《医学衷中参西录》中记录了二则有意思的医案，罗大伦先生做了风趣的描述，令人启迪心智。当时张锡纯年轻，中医理论与临床经验尚浅。有一天，邻居患了外感伤寒，因为重视不够，最后演变成了“热入阳明大便燥结证”，“痞、满 、燥、实”四大证都有了，凡是学过中医的人都知道，这叫作阳明腑实证，应该用“大承气汤”，以通腑泄热治疗。于是请了医生过来诊治，果然开了“大承气汤”。这个方子出自张仲景的《伤寒论》，由大黄、厚朴、枳实、芒硝组成，是著名的峻下之方，泄下功力强劲，一般服用后很快就会奔向厕所。但是这位患者已经服用两剂大承气汤了，却毫无动静，令人奇怪，围观的人议论纷纷。

后来只好把当地名医刘肃亭先生请来。刘肃亭先生看后，只开一味药：威灵仙，三钱，煎汤服用。虽然大家都觉得奇怪，这个威灵仙是一个治疗风湿疏通经络的药，这和大便燥结有什么关系啊？但名医开的药，病家不敢含糊，马上派人买药煎好，吃后片刻，患者即奔向厕所，大便通了！病好了！

问题来了，这是为什么呢？张锡纯忍不住向这位老先生请教："这个威灵仙主要是祛风湿、通经络的，怎么比大承气汤还管用啊？"这位刘先生见张锡纯年轻好学，于是也不保守："这位患者虽然服用了大承气汤，但是因为脏腑气化阻滞不通，药力并没有发挥作用，还留在肚子里呢，我只是用这个威灵仙来通经络，调气机，以触发大承气汤的药力，药力发挥作用了，大便也就通了，这个威灵仙的作用，就好比是放枪放炮时的那个导火索啊。"张锡纯听了，赞叹不已说："愚闻如此妙论，顿觉心地开通，大有会悟。"

张锡纯有了这次经历，思想上受到较大的启发。张锡纯当时一边在学中医，一边在准备科举考试，有一个叫霍印科的师兄，两人经常一起复习应考。这天霍印科因为点小事，生了点气，"怒动肝火"，然后又患了外感，七八天以后，腹中胀满，大便燥结，非常难受。请来医生一看，常规思路，这是大承气汤证啊，于是开了大承气汤。怎么就那么巧，这位霍印科，服药后也是纹丝不动，丝毫没有要泻下的意思，反而觉得自己的胁下疼痛难耐。张锡纯突然有所会悟，这难道不是上次刘肃亭先生遇到的情况吗？是否张锡纯也要效仿刘先生，用威灵仙疏通经络呢？如果您那么想，说明还没有领悟中医的真谛。中医的精髓是辨证施治，有什么证用什么药，那次是经络不通，这次可是肝郁气滞引起的胁下胀痛，而且是生气后才患的病，情况不同了啊。所以，他灵机一动，用了疏通肝气的柴胡三钱，生麦芽一两，就两味药，熬水给师兄喝了。结果，药喝下去，半个小时以后，肋下已经不痛了，又过了一个小时，大便通下，肚子也不胀了，“病脱然痊愈矣”。可见，张锡纯年轻的时候，就已经学会灵活运用中医了。

中医重法则，“有是证用是药”，讲求药证相合，如阳明腑实证，用大承气汤后多能便通邪去而痊愈。但亦有如上二则病案者，明明对证，但服后无效，此时应学刘肃亭先生和张锡纯先生，抓住患者病变特点，对症之药，稍加点拨之品，病即霍然而愈，此即“医者，意也”。

从医多年话阴阳

我于1987年入读广州中医药大学中医学专业，至今刚好30周年。入学后首先学的中医理论便是阴阳学说。《易》曰："一阴一阳之谓道。"《素问·阴阳应象大论》云："阴阳者，天地之道也，万物之纲纪，变化之父母，生杀之本始，神明之府也，治病必求于本。"《素问·阴阳应象大论》中也提出："察色按脉，先别阴阳。"由此可见，阴阳的重要性不言而喻。虽说"大道至简"，至简其实也是至难，真正理解了阴阳的含义并在临证中随机应用，便是掌握了中医的精髓和内涵。

阴阳的形态关系

《黄帝内经》云："阳化气，阴成形。"明代著名医学家张景岳认为："阳动而散，故化气，阴静而凝，故成形。"阳和阴是指物质的动与静、气化与凝聚、分化与合成等的相对运动，进而说明物质和能量的相互依存、相互转化作用。

"北宋五子"之一、与苏轼同科进士的张载，认为气为本原，"气"是人和万物产生的最高体系和最初始基，提出了"太虚即气""气为本体""气化万物"的唯物主义宇宙观，同时论证了气无生灭的物质永恒论。张载认为：宇宙的本体，万物的始基是气，万物都是由气化而来的，形态各异的万物，都是气的不同表现形态。不论聚为有象的"有"还是散为无形的“无”，究其实质，都是有，不是“无”，物质的气作为宇宙本体，只有存在形式的不同变化，不是物质本身的消灭和化为乌有。

因此，阴阳可看作是气的两种形态，有形的、高度凝聚的、可视的为阴，在人体生命活动中往往表现为物质、结构、形态。无形的、高度发散的、不可视的为阳，在人体生命活动中往往表现为功用、能量、动力。

阴阳的体用关系

阴阳关系有体有用，体是本体，是基础。用是功用，是功能，从本质来说体用是一源的。天人相应，天气在上欲降，地气在下将升。天气为阳，其用为升；地气为阴，其用为降。地气中含有天气，天气中含有地气，正如坎水中有火，离火中有水，“水火者，阴阳之征兆也”。地气得天气之用而升，天气得地气之用而降，因而阴阳交感，天地本为一体也。

中医的脏腑是以阴为体，以阳为用的，体阴而用阳在肝脏表现尤为突出。肝主疏泄，又主藏血。肝所藏之血是肝之疏泄的物质基础，是体。疏泄是藏血的功能表现，是用。所以肝的疏泄与藏血功能之间有着相辅相成的密切关系。肝之疏泄对藏血而言，在生理上，肝主疏泄，气机调畅，则血能正常地归藏和调节。血液的运行需要肝气的调节才能保证气机的调畅而使血行不致瘀滞。在病理上，肝失疏泄可以影响血液的归藏和运行。如肝郁气滞，疏泄不及，气机不畅，则血亦随之而瘀滞，即由气滞而血瘀。若疏泄太过，肝气上逆，血随气逆，血不循经而妄行又可导致出血。因此，肝以气为用属阳，以血为体属阴，阳主动，阴主静，因而称“肝体阴而用阳”。

阴阳的内外关系

提起阴阳内外关系的问题，一般都会认为阳在外，阴在内。如《素问·阴阳应象大论》曰："阴在内阳之守也，阳在外阴之使也。"又如《素问·生气通天论》则曰："阴者，藏精而起亟也；阳者，卫外而为固也。"《素问·经脉别论》："饮入于胃，游溢精气，上输于脾。脾气散精，上归于肺，通调水道，下输膀胱。水精四布，五经并行，合于四时五脏阴阳，揆度以为常也。"脾胃化水谷为精微，又将水谷精微上归于肺，此为"地气上升为云"。肺为相傅之官，朝百脉，主治节，上焦如雾，为全身脏腑腠理四肢百骸布散营养物质，并通调水道下输膀胱，此为"天气下降为雨"。

清·黄元御《素灵微蕴》说得更到位："阳自至阴之位而升之，使阴不下走；阴自至阳之位而降之，使阳不上越。上下相包，阴平阳秘，是以难老……阴能守则阳秘于内，阳能卫则阴固于外。"由此可见，阴阳之内外上下位置只是相对的，不是一成不变的，上极而下，下极而上，周而复始，呈动态变化。

阴阳的生理关系

人体的物质与功能表现，阴阳在脏腑谓之气血，在腠理谓之营卫。阴阳的相互生理作用以汗出为例，《内经》云："阳加于阴谓之汗。"人体的体表生理功能活动，通过汗的形成和排泄，达到调节体温、排泄代谢产物、祛除病邪和抵御外邪的目的。汗的形成和排泄需要两方面的因素共同作用：一是阳，也就是卫气，为体表之阳气；二是阴，也就是营阴，肌表之津液。生理方面的"阳加于阴谓之汗"，需要阴阳两方面静态的量的充盈和动态的质的协调才能达到汗出的生理目的。“阳加于阴”的“加”，有两层含义：一为加持，通过阳气的温煦蒸腾，使营阴由内达外，渗出肌表，带出部分热量和代谢产物，即履行肺之“宣发”的作用。二为加固，足量而适度的阳气，使汗出有度，排泄有序，不至于过汗或无汗，亦防御外邪乘汗孔开泄而伺机侵入。过汗的临床表现为自汗或盗汗，常表现为阳虚失固（阳虚者阴必走）、阴虚有热、太阳表虚和阳明内热等。

阴阳的正邪关系

《素问·六微旨大论》关于正邪的论述非常经典，原文如下：

帝曰：盛衰何如？

岐伯曰：非其位则邪，当其位则正，邪则变甚，正则微。

帝曰：何谓当位？

岐伯曰：木运临卯，火运临午，土运临四季，金运临酉，水运临子，所谓岁会，气之平也。

帝曰：非位何如？

岐伯曰：岁不与会也。

春温、夏热、秋凉、冬寒是四季与天气寒热的常态对应关系。春生、夏长、秋收、冬藏，揭示的是四季与人体生命活动的对应关系。天人相应，原文中的“非其位则邪，当其位则正”，说的是四季寒热对人体阴阳的影响，如冬天本应寒冷的，春天本应暖和的，如果季节天气“非其位”而逆变，冬反暖，春反寒，则为邪矣，人就会容易得病。“邪则变甚”，即变化剧烈动荡，超出人体的承受能力，甚至可能蕴成疫情。“正则微”，即天气顺其位，季节的更替变化对人体的影响就会非常微小，更替顺利畅达，天地和泰，人畜安康。因此，清·郑钦安云：“正也者，阴阳太和之气也；邪也者，阴阳中不正之气也。”正与邪并非固定一成不变的，是可以相互转化的，当其时、当其位、当其人则正，非其时、非其位、非其人则邪，“非其位则邪，当其位则正”可引申之意远矣。

阴阳的治疗关系

中医方剂组方有君臣佐使，升降浮沉之要求。中药之间的关系亦是蕴含阴阳关系，常寓表里同解，寒热同调，虚实共治，补泻相兼，升降相因。

张景岳《新方八略引》曰：“善补阳者，必于阴中求阳，则阳得阴助而生化无穷；善补阴者，必于阳中求阴，则阴得阳升而泉源不竭。”对临床用药组方有指导意义。中药配伍除有相须协同，如麻黄配桂枝；亦常见相反相成的搭配。如寒热互济的配伍：附子泻心汤中大黄配附子，半夏泻心汤中的黄连配干姜，麻杏石甘汤中的麻黄配石膏；又如散收平调的配伍：桂枝汤中的桂枝配白芍，四逆散中的柴胡配白芍；再如升降有序的配伍：小半夏加茯苓汤中的半夏配茯苓，旋覆代赭汤中的代赭石配人参；还如补泻兼施的配伍：葶苈大枣泻肺汤中的葶苈子配大枣，厚朴人参汤中的厚朴配人参等。

因此，把阴阳比喻成天地、男女、生死有失偏颇，世人多见阴阳之“二”，而不见阴阳之“一”，重流而忘源，见树木而不见森林。阴阳并不是两样东西，而是一体的二面，一体的两种属性，即一而二，二而一也。

谨以此文纪念步入中医殿堂30周年。

解表法治疗里证

中医治病之法有“汗、吐、下、和、温、清、消、补”八法，汗法是八法之一。八法中的“汗”法是广义的，相当于现今的“解表法”。“解表法”中又有多种形式，如发汗（狭义）、宣肺、散风、解肌、透邪等。无论风寒风热表证均须解表。风寒表证，须用辛温解表法，是真正意义上的发汗，如《伤寒论》中的麻黄汤、桂枝汤；风热表证，亦须解表，但不是真正意义上的发汗，而是采取宣肺透邪的方法，如温病初起病在卫分的辛凉解表剂，如银翘散、桑菊饮之类。

解表法除治疗表证以外，在治疗里证方面也常建殊功。分述如下：

解表以治内饮

如小青龙汤证。小青龙汤治疗“伤寒表不解，心下有水气”之外寒内饮证，“伤寒表不解”是因，“心下有水气”是果，也是主要病变之所在。因此，治疗上用干姜、细辛、半夏等温阳化饮之外，用麻黄、桂枝、芍药解表也很重要。

解表以治里热

如大青龙汤证。《伤寒论》38条：“太阳中风，脉浮紧，发热恶寒，身疼痛，不汗出而烦躁者，大青龙汤主之。”大青龙汤证为风寒束表，卫阳被遏，里热内炽所致。其中“不汗出”是因，里热所致的“烦躁”是果。因此，治疗以发汗解表，兼清郁热为主。方中用麻黄、桂枝、生姜辛温解表以散风寒，能使内热随表解而外泄。表不解，阳遏不除，里热就难以消解。

解表以利尿

如《名医类案》记载朱丹溪一病案：“一人小便不通，医用利药益甚，脉右寸颇弦滑。此积痰在肺，肺为上焦，膀胱为下焦，上焦闭则下焦塞，如滴水之器，必上窍通而后下窍之水出焉。以药大吐之，病如失。”清·张志聪亦云：“如小便不利者，用麻黄、杏子配八正散，内加二味，其应如响。盖外窍通而内窍通，上窍通而下窍即利矣。”京城名医赵绍琴教授最擅以宣肺展气法治疗下焦诸病。曾治一尿潴留患者，仅用苏叶、防风、杏仁三味，服之即愈，此与前张氏用药相同。又如20世纪80年代初，有友人侨居美国，其妻产后尿潴留，住院治疗数周不见效，遂打电话求治于赵老。赵老嘱用苏叶适量，轻煎代茶，饮不拘时。患者依法饮服，数日即愈。

解表以平喘

如麻杏石甘汤证。《伤寒论》63条：“发汗后，不可更行桂枝汤。汗出而喘，无大热者，可与麻黄杏仁甘草石膏汤。”162条：“下后，不可更行桂枝汤。若汗出而喘，无大热者，可与麻黄杏子甘草石膏汤。”麻杏石甘汤证可以说是太阳阳明合病，因外邪未解，邪从阳化热，里热渐炽而邪热犯肺，肺失宣降而喘。用石膏清泄里热之时，用麻黄宣肺解表引邪外出。表不解则肺气失宣，肺难肃降；表不解则里热不除，邪无去路。故表解肺气可宣，里热可泄。

解表以通腑

如防风通圣散证。防风通圣散是金元四大家之首刘河间名方，为表里双解剂，具有解表攻里、发汗解表、疏风退热之功效，主治表里俱实证。方中用防风、麻黄、荆芥、薄荷等药解表，表气一开，则助力大黄、芒硝等通腑泄热荡涤之药，清泄体内食积、湿热、瘀毒等病邪。黄煌教授擅用防风通圣散，用之治疗体质较壮，表里俱实之人，如头面部疖肿、急性结膜炎、肥胖症、习惯性便秘、痔疮等，属风热壅盛，表里俱实者，临床疗效卓著。

解表以散结

麻黄号称解表圣药，可温通阳气、破癥散结。《神农本草经》载麻黄“破癥坚积聚”。清·徐灵胎的《神农本草经百种录》认为麻黄“能深入积痰凝血中，凡药力不到之处，此能无微不利也”。清·王洪绪《外科全生集》中的名方——阳和汤，“治流痰及一切阴疽”，方中的麻黄即起“破癥坚积聚”之作用。阳和汤，采用麻黄与熟地、鹿角胶、肉桂、白芥子、干姜炭、甘草相配伍，治疗阴疽、痰核、流注结块等证。王氏认为阴疽是气血两虚、毒痰凝结而致。治之大法，用大剂熟地、鹿角胶峻补气血，但非麻黄不能开腠理，非肉桂、炮姜不能解其寒凝，此三味虽酷暑不可缺也。麻黄辛微苦，性温，在阳和汤中起温阳通经散结的作用。腠理一开，寒凝一解，气血乃行，毒亦随之消矣。

现录当代著名中医学家赵守真解表以通腑的医案与大家分享：

《治验回忆录》失表坏证：

农民谢荆生，年二十五岁。先病感冒未解，寻又大便不利多日，但腹不痛不胀。诸医偏听主诉之言，皆斤斤于里证是务，频用大小承气汤。大黄用之半斤，芒硝达乎四两，且有投备急丸者。愈下而愈不通，病则日加剧矣。病家惧，因征及余。诊脉浮而略弦，问答不乱，声音正常。据云：口苦胁痛，多日未食，最苦者两便不通耳。细询左右，则谓："患者日有寒热，寒时欲加被，热则呼去之，两月来未曾一见汗。头身时痛，常闻呻吟，是外邪尚未尽耶？"吾闻之恍然有悟。

是病始由外感未解而便闭，屡下未行。乃因正气足以驱邪，邪不内陷，尚有外出之势，故下愈频而气愈闭，便愈不通，此由邪正之相持也。如医者果能缜密审辨，不难见病知源。从其腹不胀不痛，即知内无燥结，况发热恶寒之表证始终存在，岂可舍表以言里。假使因误下而表邪内陷，仍不免于结胸，或酿成其他之变证，为害曷可胜言。幸其人体力健，抗力强，苟免如此。今当依据现有病情，犹以发汗解表为急，表去则里未有不和者。证见脉弦口苦，胸胁满胀。病属少阳，当用柴胡和解；头身疼痛，寒热无汗，病属太阳，又宜防、桂解表。因拟柴胡桂枝汤加防风。服后温复汗出，病证显然减轻。再剂两便通行，是即外疏通内畅遂之义。遂尔进食起行，略事培补，日渐复元。

《伤寒论》用约三分之一的篇幅详述太阳病，共178条，远远多于其他五经病的论述，其用意不仅为太阳表证论治，亦为六经立法也。

“阴病治阳”理论的临床应用体会

“阴病治阳”是中医治疗原则之一，指阴分偏盛偏衰的病证，用调整阳分的方法使阴阳恢复平衡，首见于《素问·阴阳应象大论》：“审其阴阳，以别柔刚，阳病治阴，阴病治阳。”

《素问·至真要大论》云：“诸寒之而热者取之阴，热之而寒者取之阳。”意即用苦寒药治疗热证而热证不退，应改用滋阴益肾的方法。用散寒祛邪的治法仍然寒证不除的，应改用温阳补肾的方法。因此，唐代王冰解释为：“壮水之主，以制阳光；益火之源，以消阴翳。”其意是用滋阴之法以制阳盛，用温阳之法以制散阴寒。至明代，张景岳在《类经》中做了较为全面而具体的阐释：“诸寒之而热者，谓以苦寒治热而热反增，非火之有余，乃真阴不足也，阴不足则阳有余而为热，故当取之于阴，谓不宜治火也，只补阴以配其阳，则阴气复而热自退矣”。

但在临床实践中，对“阳病治阴，阴病治阳”仍有不同理解。以下仅就“阴病治阳”的临床应用谈几点自身的体会。

下病治上

用“提壶揭盖”法，发汗解表治癃闭。《侣山堂类辨》载清代名医张志聪治疗一个患水肿而癃闭（小便不通）的病人。这个病人在此之前，已看过不少医生，那些医生大多使用八正散等利小便的方药，反而越治小便越不通，水肿也越来越严重了。张志聪果然与众不同，他以防风、苏叶、杏仁各药等分为剂，水煎后温服，使病人出汗，小便即通，水肿全消。防风、苏叶、杏仁是宣通肺气的药，肺气一宣畅，水道通调，小便自然就通了，水肿也就消了。《经方实验录》中曹颖甫先生对此有所发明，他说，“对水气病的治疗，有当利小便的证候，必先行发汗而小便始通；又有专用发汗的证候，必兼利小便而始愈”。考其缘由，与提壶揭盖同出一理，不过侧重点不同罢了。岳美中先生形象地将其比喻为“北牖不开，南风不畅”，可谓一语中的。

里病治表

笔者曾治一中年女老板，近年来每到夏天时多处皮疹瘙痒，月经不调，大便不畅，多方治疗改善不明显。经细问病史，发现患者平时很少出汗，即使运动出汗也少。考虑为肺气失宣，卫阳郁闭，表气不开，辨为表郁轻证，即予桂枝麻黄各半汤，各药用量最多者仅6g。3剂后复诊，患者喜笑颜开，谓服药后汗出溱溱，浑身舒畅，精神愉悦，皮疹消退，大便通畅，唯月经尚未来潮，不知有否改善。类似以解表法治疗里证的成功案例很多，值得临床借鉴。

脏病治腑

经方大师胡希恕善用大柴胡汤治咳喘证，初闻不解，细思释然。今录胡希恕一则以通大肠腑，治肺病咳喘的经典案例：

患者康某，男，36岁，中学教师。三年前因食青辣椒而引发哮喘，始终未离西药治疗，冬夏无休，每次发作，常因偶尔咳嗽或喷嚏引发。自觉消化不好，大便干燥即为将发之预兆。

发作时喘满胸闷，倚息不得卧。曾在长春、沈阳、哈尔滨等各大医院治疗均不见效，而来北京治疗。来京亦多处求医，曾用割治疗法，两侧颈动脉体手术等疗法，皆毫无效果。又多处找名中医诊治，一名中医以宣肺定喘、补肾纳气等方药治疗7个多月，证有增无减，并告之："伤色太甚，虚不受补。"颇感精神痛苦，以致绝望。计返故里等死，后听别人介绍，到胡老这里最后一试。就诊时症状：喘闷，胸腹胀满，昼轻夜重，晚上哮喘发作，倚息不得卧，大汗淋漓，口干，便秘，心中悸烦，眠差易醒，舌苔薄白，脉沉缓。据证与大柴胡合桂枝茯苓丸加生石膏：

柴胡四钱，黄芩三钱，半夏三钱，生姜三钱，枳实三钱，炙甘草二钱，白芍三钱，大枣四枚，大黄二钱，桂枝三钱，桃仁三钱，茯苓三钱，丹皮三钱，生石膏一两半。三剂。

二诊：上药服第二剂后，症状减轻，服第三剂时，大便通畅，哮喘已，胸胁满、腹胀、心中悸烦均不明显，已不用西药氨茶碱等，上方继服三剂。

三诊：出差来京，告知病情，两年来曾数次感冒咳嗽，但未出现哮喘。

阴病为何可以治阳？因为阴阳本为一体也。

治疗复发性口腔溃疡的思考

复发性口腔溃疡是一种具有周期性复发特点的口腔黏膜自限性溃疡性损害，病因复杂，可能与免疫、遗传、消化系统疾病、微量元素缺乏及心理因素等有关。其治疗包括局部及全身治疗，同时注意调节生活工作节律，均衡饮食，避免和减少诱发因素的刺激。口腔溃疡中医称作口疮、口糜等，中医辨证施治常可获良效，如下就经方辨治复发性口腔溃疡的思路谈点看法。

常规思路：用清热药

口舌生疮疼痛，老百姓常说“上火了”，医者也常从实火或虚火论治，多用寒凉药，不少病例有效。

刘渡舟教授曾用“白虎加人参汤”治疗复发性口腔溃疡：李某，男，41岁，教师。口腔溃病反复发作2年余，创面2～4个，色红灼痛，曾用西药内服外用未效，转来中医。刻下口腔病损处见圆形溃疡创面3处，表面呈黄白色，根部色红，伴口臭秽异常，大便不爽或秘结，纳食无味，口干多饮，舌红苔黄腻，脉滑。此属脾胃蕴热、化火上炎，治宜清热生津益气，用白虎加人参汤加味：生石膏30g，知母9g，生地15g，太子参15g，陈皮9g，怀牛膝20g，蒲公英20g，连翘20g。连服5剂，口腔溃疡减轻，再进药10剂，大便通畅，饮食增加。以上方为主稍有进退，服药1个月，溃疡面消失，无新病灶发生。随访1年未发。

按：口腔溃疡多与脏腑功能失调、精神情志失常关系密切。本例患者为教师，时值新学期开学不久，工作繁忙，伤及心脾，虚热与实火交杂，久则胃热伤津，化火上炎，则溃疡发生。刘渡舟教授以白虎汤清热生津，怀牛膝导热下行，加太子参助正气而益真阴，犹釜底抽薪，故愈。

辨证思路：寒热共用

经方大师胡希恕曾以“甘草泻心汤”治愈白塞综合征医案：“说起来亦很有趣，1970年夏刚从河南归来，吕尚清院长告诉我，有一位解放军女同志曾几次来院找我，她说数年前曾患白塞综合征，经我治愈，但住意大利后病又复发，特回国找我诊治。对于西医病名本无所知，乍听之下，不禁愕然。未久患者果然前来，但事隔多年，我已不复记忆。经过一番问答，乃知数年前曾以口腔溃疡来门诊，近在意大利经西医确诊为白塞综合征，口腔及前阴俱有蚀疮。与服甘草泻心汤加生石膏，另与苦参汤嘱其熏洗下阴，不久均治。”（摘自《冯世纶经方临床带教实录（第1辑）》）

按：甘草泻心汤宜“上热下寒”型口腔溃疡，多表现为有“上热证”，如口干苦，唇红咽痛，为胃失和降，热郁于上，灼伤口腔黏膜所致。也有“下寒证”，如纳差、便溏、舌淡等脾胃虚寒证，属虚实共见上热下寒证。因此，给予甘草泻心汤辛开苦降、清上温下，方中黄芩、黄连苦寒泄热，干姜、半夏辛温散结散其寒，辛开苦降调理中焦脾胃，邪之所凑其气必虚，以炙甘草、大枣、党参甘温益气以补其虚，故能应手而愈。

逆向思路：用温补药

不读书，很难想到附子理中汤可以治疗口腔溃疡。

清代医家郑重光在《素圃医案》中载一案："程若思守戎令眷，年二十外，腹痛作泻已久，渐增口舌生疮，因疮痛不能食热物，益致痛泻不止。前医谓痛泻宜温，口疮宜凉，用药牵制，辞不治，决之于余。诊其脉，两关虚大无力，食物便呕，呕止即腹痛，痛则下泻，而满口之疮，白如米粒。余曰：'此脾虚寒也。盖脾土虚则肾水乘之，逼心火上逆，致口舌生疮，乃上焦假热，实中焦真寒，惟治其寒，不惑其热，宜用附子理中汤冷饮，使暗度上焦之假热，而冷体既消，热性随发，脾土得温而实，则肾水不上乘心，心火不逆，口疮不治而自愈，此五行相乘之道也。'遂以附子理中汤加茯苓，令其冷饮。病人不知有姜、附也。服四剂，口疮果不痛。再求治痛泻。予曰：'但药热饮，则痛泻自止。'温补一月，痛泻方愈。后十余年，怀孕病痢，亦用桂、附、干姜而愈，胎竟不堕。人之脏腑各异，不可以一例论也。"

编者按：高建忠老师认为上案中有如下几点值得注意：

一是辨证上。本案为中焦虚寒，脾胃升降反常，脾当升反降，脾虚气陷而为泄泻；胃当降反逆，心火不降，致口舌生疮等病变。本案属真寒假热。"腹痛作泻已久"，说明中焦虚寒日久。"渐增口舌生疮"，为本虚标实，脾胃虚弱，升降失司，心火不降反逆而作口疮。"上焦假热""中焦真寒"，治法上"惟治其寒，不惑其热"。

二是选方上，用附子理中汤。通常认为，理中丸治疗中焦虚寒证，附子理中丸治疗中焦兼下焦虚寒证。《丹溪心法·口齿》："口疮服凉药不愈者，因中焦土虚，且不能食，相火冲上无制，用理中汤。”

三是服法上，先治口疮，热药冷服，口疮愈后热药热服，治下寒泄泻。《伤寒论》理中丸方后服法明确指出“温服之”“温服一升”“服汤后如食顷，饮热粥一升许”，且“勿发揭衣被”，需服至腹中热。温服为常，冷服为变。为医者当须知常达变。

六腑汤，通六腑

六腑，即胆、胃、小肠、大肠、膀胱、三焦的总称。腑，即府也。

《说文解字》曰："府，文书藏也。"府，即库府，是藏货谷物之处。六腑与五脏相比，多形态中空，功能以受纳腐熟水谷，传化精微，排泄糟粕为主。《素问·五脏别论》曰："六腑者，传化物而不藏，故实而不能满也。所以然者，水谷入口，则胃实而肠虚，食下，则肠实而胃虚。"

六腑的共同生理特点是"传化物而不藏"（《素问·五脏别论》），如胃的受纳降浊，胆的疏泄胆汁，小肠的泌别清浊，三焦的通调水道等。要使六腑的出纳、消化、转输等主要功能得以正常进行，必须保持其通畅无阻。"六腑以通为用"的理论，对六腑病证的治疗具有指导意义。

临床中发现，阳病（实证、热证）多责之于腑，阴病（虚证、寒证）多求之于脏。六腑以通降下行为顺，不通则痛。胆、胃、小肠、大肠、膀胱腑降不及，可能出现便秘、癃闭、淋涩、腹痛等证候，治宜通里攻下。治法上常须清热利湿、活血化瘀、理气开郁、降逆止呕等配合运用。

大柴胡汤为著名经方，具有和解少阳，内泄热结之功效，主治少阳阳明合病。本人临证中常用大柴胡汤，临证安全高效，常叹经方之神。本人以大柴胡汤为基础自拟六腑汤，稍作加减可通治六腑不通所致瘀滞诸实证，取得满意效果。

六腑汤基本方：柴胡10g，黄芩10g，半夏10g，大黄5~10g，郁金15g，香附10g，车前子15g，茵陈15g，水煎服。功能清热解郁，通腑泻浊，可通治正气不虚的六腑瘀滞诸证。

六腑汤加减法：郁热盛，加栀子、连翘、丹皮；痰湿盛，加苍术、陈皮、厚朴；舌燥口渴，加生地、玄参、麦冬、天花粉；胃纳差，加山楂、生麦芽、鸡内金；恶呕痞满，加竹茹、枳实、厚朴；疼痛剧，加川楝子、延胡索、芍药；尿痛尿急，加滑石、竹叶、木通；大便硬，加枳实、芒硝，等等。

六腑汤治阳痿医案

某男，36岁，公司职员。患者诉勃起欠坚挺反复3年，偶有晨勃，性欲下降，伴腰酸，头晕。少运动，既往有“高尿酸、高血脂、高血糖”病史，未规范治疗。血性激素未见异常。刻诊：患者形体壮实，面色潮红，声宏气粗。平素急躁易怒，晨起口干苦，食纳可，眠差，心烦，尿黄便干。舌偏红，苔黄干，脉弦数有力。六经辨证为少阳阳明合病，脏腑辨证为胆胃郁热，瘀浊郁滞。治以疏肝泄热，逐瘀降浊，用六腑汤加减，处方：柴胡10g，黄芩15g，清半夏10g，枳实10g，赤芍15g，大黄5g，郁金15g，山楂15g，车前子15g，茵陈15g，天花粉15g。7剂，常规煎服。嘱清淡饮食，适当运动，控制体重。

服上药后诸症明显减轻，患者按上方加减坚持服药30余剂后，诸症基本消失。

随着社会转型，勃起功能障碍有年轻化趋势，大多青中年患者正气不虚，不宜用温肾壮阳药。本例患者平素吃得多、动得少，生活没有规律，导致体内郁热、湿浊、痰瘀蕴结，气血壅滞而不畅，宗筋失其濡养，致阳事不举。用六腑汤清热解郁，通腑泻浊，能导郁热湿浊瘀滞随大小便而出，使气血恢复和畅，宗筋得以濡养而张弛有度。

有趣的中医“连环药方”

《经方实验录》由曹颖甫著，门人姜佐景整理，是一部难得的经方医案著作。曹颖甫，民国时期中医名家，江苏江阴人，曾中举人，诗文书画俱佳，治学之余亦治医。原遵父志，一心致仕，后科举取消，遂改宗仲景。51岁始在家乡挂牌行医，1927年迁上海悬壶，任上海同仁辅堂诊务及上海中医专门学校教务长。

下录《经方实验录》一则有趣的中医“连环药方”：

姚左发热，头痛，有汗，恶风，脉浮缓，名曰中风，桂枝汤加浮萍主之。

川桂枝三钱，生白芍三钱，生甘草钱半，浮萍三钱，生姜三片，大枣三枚。服药后进热粥一碗，汗出后，诸恙可愈。汗出热不除，服后方，热除不必服。

生川军三钱，枳实三钱，厚朴钱半，芒硝二钱冲，生甘草钱半。

以上是《经方实验录》所录一则医案，简明扼要，辨证精准，效如桴鼓，预后如神。细读后愈觉内有乾坤，值得玩味。

为何用桂枝汤要加浮萍

一个姓姚的男子，暑天出现“发热，头痛，有汗，恶风，脉浮缓”等症状，按照六经辨证，很显然属于太阳中风证，应该用桂枝汤主治。曹颖甫除用桂枝汤之外，还加了浮萍。这是为何？姜佐景谓“浮萍为我师暑天常用之药，多加于桂枝汤中，师每赞其功”。浮萍性味辛、寒，有发汗解表、祛风透疹、利水消肿的功效。其特点轻浮升散，善通毛窍，解表发汗，疏散风热，有“夏月麻黄”之谓。桂枝汤为辛温之剂，温胃之品，暑天用桂枝汤加浮萍既能增强解表祛风之功，又有辛凉之用，防止伤及胃津，以生阳明之变。

为何要连开两方药

话说这个姓姚的男子看完病从曹颖甫诊所出来，拿到两张药方，回去后竟彷徨不敢服用。别的医生看病都是开一张药方，这个老先生怎么开了两张药方？怎么回事？是不是没有信心啊？迟疑之下跑去请教当时的名医恽铁樵先生的高徒某医生。某医生曰：“先解其表，后攻其里，是乃仲圣之大法也，安用疑为？”这个姓姚的男子听到名医恽铁樵先生的高徒也说没问题，方才放心服药。果然，服第一方后很快汗出热退，诸症悉除。但仅过了大半日，又开始发热了。这时患者才开始叹服曹颖甫老先生有先见之明，果真料事如神啊！因此放胆服用第二条方药，服药后很快热除症减，三日后悉如常人，完全好了。

曹颖甫老先生为患者连开两条药方，以先后服用，犹如诸葛亮用连环锦囊退敌之计，其用意有二：一是“术”，能准确辨析患者服药后虽然病情会好转，但很可能会出现其他症状，需连续接力治疗方能除根。二是“德”，为患者省往返之劳，节诊金之费，其菩萨善念如此这般，不知病家能否省察？

什么情况下需要连开两方

或许有人会问：太阳中风表虚证用桂枝汤之后，有些就此病愈无须再用药，有些则需要继续用药，医生应如何分辨？患者表证解除后出现阳明里证，多由两方面原因造成，一是患者本来是表里同病，以表证为主，治疗原则是先表后里，先用桂枝汤等方药解除表证，再用承气汤等解除里证，即分步治疗。二是素体有热，用桂枝汤等辛温解表后，伤及原本不足之胃津，变生阳明实热之证，如上案之姚姓男子，先前发热是太阳表证，半日后再发热则属阳明里热，病变性质和部位是不一样的。

因此，曹颖甫初诊风寒表证患者时，如果并见患者舌苔色黄且厚者，或大便不畅者，或口渴者，或阙上痛者，或素体热盛者，多于解表方药之后，再疏承气汤嘱患者继服，极大地方便了患者，一时传为佳话。

同是民国名医的张锡纯亦以擅用经方著称，并能灵活运用，如用麻黄汤、桂枝汤、大青龙汤时，常加入知母等寒凉药，寓辛温解表佐以寒凉清热的具体运用，可制麻黄、桂枝、细辛之辛燥烈性，使汗出病退而胃津不伤，防表证退后病转阳明。此是英雄所见略同也。

一部《伤寒论》，洋洋数万言，概括起来也就几个字：扶阳存阴。善为医者，自当谨记。

通气、通血、通水三通汤

广州中医药大学张少聪老师幼承岐黄，勤敏兼备，修为精深，临证以经典为法，推崇经方又不薄时方，为难得的青年中医才俊，其创制的“三通汤”，以通利三焦气血津液为要，深得经方要领，临床效果颇佳。

三通汤组成

柴胡10～15g，黄芩10g，法半夏10g，桂枝10g，白芍10～30g，当归10g，川芎10g，茯苓15～30g，白术15g，泽兰10g。

加减法

夹热者，加丹皮、栀子；寒甚者，加附子、干姜、吴茱萸；气血虚者，加人参、黄芪、当归、阿胶；浮肿者，加泽泻、猪苓；痛经者，加益母草、香附、延胡；闭经者，加路路通、桃仁、红花；眩晕者，加天麻、菊花、钩藤等。

三通汤内寓小柴胡汤、桂枝汤、五苓散、当归芍药散、逍遥散等方义，有和解枢机、调和营卫、疏肝健脾、活血养血、利湿畅津等多种功效。

适应证

三通汤临床应用颇广，可广泛应用于临床各科疾病，如高血压、头痛眼胀、梅尼埃综合征、过敏性鼻炎、前列腺疾病、更年期综合征、月经不调、慢性炎症性疾病、胃肠功能紊乱等，都有使用三通汤的机会。近年来我运用三通汤颇多，临床疗效满意。

使用三通汤治疗月经不调合并痤疮医案一则

患者是我老乡，25岁，未婚，2015年10月16日首诊。

诉近一年来月经推后7～15天，伴有血块，经期时胸闷困倦，时有口干，晨起口苦，大便稍干结。近2个月来面部痤疮多，色红，部分化脓，此起彼伏。舌淡红苔白稍腻，脉弦滑。中医辨为三焦不利，气血瘀滞夹饮，予三通汤合桂枝茯苓丸加减：

柴胡10g，黄芩10g，法半夏10g，当归10g，川芎10g，茯苓15g，苍术 15g，泽兰15g，桂枝10g，白芍10g，牡丹皮15g，桃仁15g。

5剂。嘱经前3～5天开始服中药，每天1剂，复查，服至月经来潮当天停服，下一个月经来潮前3～5天又开始服药。

2015-11-20二诊：

月经推后6天，少量血块，经期时胸闷困倦减轻，面部痤疮减少，色转淡，口中和，二便调。舌淡红苔少，脉弦。

柴胡10g，黄芩10g，法半夏10g，当归10g，川芎10g，茯苓15g，白术15g，泽兰20g，桂枝10g，白芍10g，瓜蒌皮10g，鸡血藤20g。

10剂。煎服法如前。

2016-4-8三诊：

诉去年服了3个周期中药（经前服药，经来停药），共服中药14剂，因感觉症状不明显了，故未复诊。现月经规律，无血块，月经来潮时无不适，面部痤疮消失。此次前来体检备孕。

编者按：本例月经不调为临床常见病。经期时胸闷，早起口苦，为邪犯少阳，气郁化火，胆火上炎。时有口干，大便稍干结，为邪犯阳明。月经推后7～15天，伴有血块，考虑为少阳枢机不利，气血郁滞，经行不畅，滞涩成瘀。面部痤疮为邪犯少阳阳明，湿浊热瘀排泄不畅，积于头面，故可见面部痤疮，此起彼伏，色红化脓。三通汤能通利三焦，三焦为水火运行之通道，三焦一通，气血津液运行畅顺，则瘀滞热浊可去。桂枝茯苓丸善于活血行滞，通腑泄热，上可清头面瘀滞，下可清盆腔瘀热。三通汤合桂枝茯苓丸，通利而不伤正气，清补而不留瘀滞。二诊加鸡血藤药性平和，既能养血活血，更能通经活络，为养血通经之良品。俗话说“经前宜通，经后宜补”，也不可通论，应辨证论治为好。

笔者体会，如果平时少汗、皮肤干燥者，可在三通汤中加入少量解表药，体壮者可加少量麻黄、杏仁，体弱者加荆芥、防风，“上焦得通，津液得下，胃气因和，身濈然汗出而解”，达到通阳解表、疏通腠理、宣散肺气之目的，使表气通畅，里气通达，表里相通，可促进体内气血津液的运行滋养，临床效果更显著。